Dr Louis TIMBAL

Ancien chef de clinique médicale.
Préparateur à la Faculté de Médecine
de l'Université de Toulouse.

LES DIARRHÉES CHRONIQUES

ÉTUDE CLINIQUE
COPROLOGIQUE ET THÉRAPEUTIQUE

PRÉFACE DU Dr J.-CH. ROUX

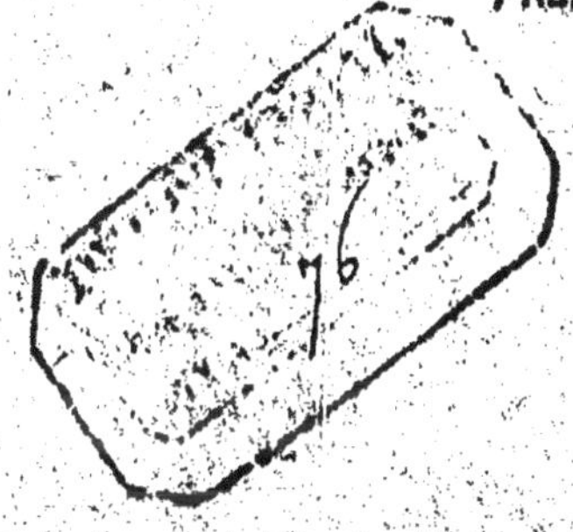

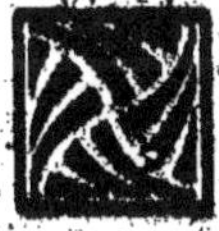

MASSON ET Cie, ÉDITEURS
LIBRAIRES DE L'ACADÉMIE DE MÉDECINE
120, BOULEVARD SAINT-GERMAIN, PARIS VIe
1922

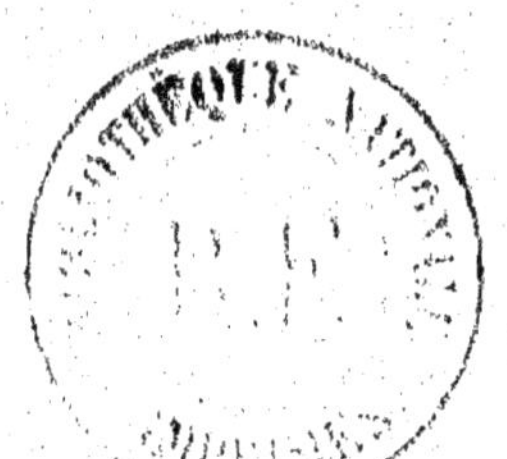

LES DIARRHÉES CHRONIQUES

Dᴿ Louis TIMBAL

Ancien chef de clinique médicale.
Préparateur à la Faculté de Médecine
de l'Université de Toulouse.

LES DIARRHÉES CHRONIQUES

ÉTUDE CLINIQUE
COPROLOGIQUE ET THÉRAPEUTIQUE

PRÉFACE DU Dᴿ J.-CH. ROUX

MASSON ET Cⁱᵉ, ÉDITEURS
LIBRAIRES DE L'ACADÉMIE DE MÉDECINE
120, BOULEVARD SAINT-GERMAIN, PARIS VIᵉ

1922

PRÉFACE

—

La diarrhée chronique est la manifestation symptomatique la plus apparente, et la seule souvent qui préoccupe le malade, de désordres pathologiques fort variés.

Pour que les résidus de la digestion soient évacués avec une régularité quotidienne, avec leur consistance normale, correspondant à une teneur de 20 à 22 p. 100 de substance sèche, il faut, en effet, des conditions multiples.

Il doit exister tout d'abord un équilibre remarquable entre les diverses fonctions motrice, sécrétoire et absorbante du tube digestif. D'autre part, une progression régulière du contenu intestinal, et la prépondérance des ferments solubles doit modérer l'abondance de la flore microbienne normale et la pullulation des divers saprophytes. Il est nécessaire enfin que le tube digestif ne soit pas envahi par des agents d'infection et en particulier par les protozoaires pathogènes dont les études coprologiques nous ont montré la fréquence et le rôle.

Que la vie intestinale soit troublée dans l'un ou l'autre de ces divers facteurs, il en résulte un désordre fonctionnel qui se traduit souvent par l'évacuation de selles fréquentes et aqueuses et une fois l'équilibre rompu, le retour à l'état normal est lent à se rétablir dans bien des cas.

Si l'on méconnaît la nature des troubles primitifs, la diarrhée va persister et passer à l'état chronique. C'est une éventualité des plus fréquentes : l'ingestion d'aliments avariés, par exemple, provoque une diarrhée liée au développement de la flore microbienne protéolytique : si le malade, mal dirigé, continue à absorber une alimentation trop riche en albumines solubles, favorisant la multiplication de cette flore anormale, la diarrhée aura une tendance à se répéter et à devenir permanente.

Parfois, même avec une alimentation convenable, l'amélioration sera très lente. La muqueuse du côlon irritée fournit une sécrétion albumineuse, très abondante et très putrescible, milieu de culture favorable pour les bactéries pathogènes. Aux dépens de ce liquide de sécrétion se forment des produits irritants pour la muqueuse du côlon, qui entretiennent à leur tour l'hypersécrétion et la tendance à la diarrhée.

Parfois encore une diète hydrocarbonée, utile dans les diarrhées putrides, ne va pas sans l'inconvénient inverse. Ce traitement agit surtout en provoquant des selles plus acides qui arrêtent le développement de bactéries protéolytiques ; mais la limite convenable peut être dépassée, et la muqueuse intestinale, irritée par un contenu trop acide, réagit encore, soit par une évacuation rapide, soit en sécrétant un liquide albumineux qui donne naissance à une diarrhée putride secondaire.

Par d'autres enchaînements analogues, il se constitue ainsi très souvent, au niveau de l'intestin, un de ces « cercles vicieux » sur lesquels insistait Albert Mathieu.

qui sont si fréquents dans la pathologie digestive et qui expliquent la lente évolution et quelquefois la persistance indéfinie des troubles constatés.

Très averti des recherches modernes, M. Timbal a réuni dans ce court volume tous les éléments qui permettent, à l'heure actuelle, de s'orienter dans le diagnostic des causes si variées des diarrhées chroniques. Il reste encore des chapitres incomplets dans ce domaine de la pathologie intestinale ; il y a, sur bien des points des progrès à réaliser, mais il était utile de faire connaître, par une revue d'ensemble, où nous en sommes dans l'étude de cette importante question de pratique médicale. A cet égard, M. Timbal a parfaitement réalisé ce programme et nous souhaitons à son travail probe, clair et complet, tout le succès qu'il mérite.

JEAN-CHARLES ROUX.

LES
DIARRHÉES CHRONIQUES

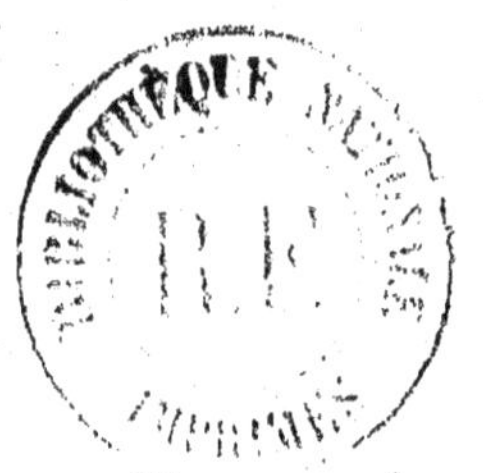

INTRODUCTION

Il y a quinze ans, en présentant au public médical les *Archives des maladies de l'appareil digestif*, MM. A. Mathieu et J.-Ch. Roux traçaient une esquisse générale de la pathologie gastro-intestinale et ils la terminaient ainsi : « Ce sont surtout les variations de la digestion intestinale qu'il importe actuellement d'étudier et de définir. Les méthodes actuelles et l'examen des fèces après repas d'épreuve y suffiront-ils? Il ne faut pas en désespérer. La voie sera ouverte alors à des progrès dans la thérapeutique, que peuvent faire prévoir et espérer les découvertes faites par les physiologistes. »

Cet espoir s'est en partie réalisé, et c'est l'emploi de la méthode coprologique qui a permis de porter un peu d'ordre et de lumière dans le chaos que constituait alors la pathologie intestinale. Dans ce domaine si vaste et si complexe, la tâche n'est pourtant pas encore terminée. Chaque jour le médecin rencontre de nouvelles difficultés.

Nous pensons l'aider à les surmonter en étudiant en détail un trouble intestinal aussi fréquent que varié, opposant à une thérapeutique banale une résistance souvent désespérante, mais susceptible aussi de procurer au praticien les plus heureux succès.

Dans les traités classiques, la description des diarrhées chroniques n'occupe que quelques pages, et leur lecture laisse trop souvent dans l'esprit l'impression d'un trouble isolé, d'une maladie toujours localisée à l'appareil digestif et n'intéressant que lui seul.

Nous espérons montrer, au contraire, que les diarrhées ne constituent qu'un symptôme — ou, si l'on préfère, un syndrome — dont la cause réelle doit être cherchée souvent en dehors de l'intestin, soit dans une altération de ses glandes annexes (foie, pancréas...), soit dans un fonctionnement défectueux des organes essentiels de l'organisme (reins, cœur, corps thyroïde...), soit enfin dans une perturbation du système nerveux (émotion, tabes...).

Ainsi les diarrhées sortent du domaine étroit de la spécialisation gastro-intestinale, pour entrer dans celui de la pathologie générale et intéresser à ce titre tous les médecins.

C'est à eux que nous dédions ce modeste travail, destiné à les guider au milieu des difficultés de leur pratique journalière. Nous serons amplement dédommagé de nos efforts si nous parvenons — serait-ce imparfaitement — à réaliser ce but et à faire œuvre utile.

Cet ouvrage comprend trois parties, ayant respectivement pour objet les méthodes de diagnostic, les types cliniques et les méthodes de traitement des diarrhées chroniques, envisagées exclusivement chez les adultes. Nous laisserons systématiquement de côté tout ce qui concerne les diarrhées infantiles, qui ont déjà fait l'objet de plusieurs travaux fort intéressants.

La *première partie* débute par une étude d'ensemble sur les causes et le mécanisme de la diarrhée. Elle comprend ensuite l'exposé succinct des *méthodes de diagnostic* : examen clinique, méthode coprologique, radiologie et rectoscopie. Seul le diagnostic coprologique sera décrit avec l'ampleur que comporte son importance primordiale dans l'étude des diarrhées chroniques.

La *deuxième partie* est entièrement consacrée à la description des principaux *types cliniques*. Elle constitue la partie originale de ce travail et montre la multiplicité d'aspects que peut revêtir la diarrhée suivant la cause qui la provoque. Adoptant par conséquent une classification étiologique, nous passerons successivement en revue, au cours de chapitres différents :

1º Les diarrhées fonctionnelles ou dyspeptiques ;

2º Les diarrhées d'origine mécanique ;

3º Les diarrhées toxiques ;

4º Les diarrhées infectieuses ;

5º Les diarrhées parasitaires ;

6º Les diarrhées spécifiques (tuberculose et syphilis);

7º Enfin les diarrhées d'origine nerveuse et réflexe.

Pour apporter à cet exposé plus de clarté, chaque variété de diarrhée sera étudiée dans son ensemble ; pour chacune d'elles nous décrirons successivement les causes, les symptômes, la pathogénie, le diagnostic clinique et coprologique, enfin les indications thérapeutiques.

Ainsi, la *troisième partie* se trouve réduite au rappel bref et pour ainsi dire synthétique des *méthodes de traitement* : hygiène générale, régime alimentaire, thérapeutique médicamenteuse et hydrominérale.

Enfin nous avons cru utile de placer à la fin de chaque chapitre l'*indication bibliographique* des principaux travaux consultés. Le lecteur pourra ainsi facilement contrôler et compléter notre œuvre.

LES MÉTHODES DE DIAGNOSTIC

CHAPITRE PREMIER

NOTIONS GÉNÉRALES SUR LA DIARRHÉE

Définition. — Le terme de diarrhée a été proposé par Sauvages ; il vient du grec διαῤῥεῖν, couler à travers. Il sert à désigner l'évacuation trop rapide de selles trop liquides.

Deux conditions sont donc nécessaires pour réaliser la diarrhée véritable : ce sont, d'une part, une traversée digestive accélérée et, d'autre part, une teneur en eau considérable des matières.

Étudions brièvement ces deux conditions :

1. *Rapidité d'évacuation.* — Divers moyens permettent de l'apprécier. Le plus simple consiste à donner aux malades de la poudre de charbon ou de la poudre de carmin, et de noter au bout de combien de temps apparaissent les matières colorées en noir par le charbon ou en rouge par le carmin. Normalement, la matière colorante doit être retrouvée dans la garde-robe qui se produit vingt-huit à trente heures après son ingestion.

Un procédé plus exact consiste à étudier les mouvements de l'intestin à l'aide des rayons X. Il suffit pour cela de faire prendre au malade une certaine quantité de carbonate de bismuth à une heure déterminée, et de suivre la progression de l'ombre bismuthée.

On admet généralement, depuis les recherches de Hertz, que le bismuth atteint le cæcum au bout de quatre heures, l'angle hépatique après six heures, l'angle splénique après neuf heures, le côlon iliaque après onze heures, et qu'il franchit l'anus vers la trentième heure.

Ces points de repère très précis permettent, non seulement de constater la diarrhée, mais encore de la localiser dans un segment déterminé de l'intestin.

Enfin, la seule inspection des matières diarrhéiques permet souvent d'apprécier la rapidité de la traversée intestinale, d'après l'état de la bile contenue dans ces matières. A l'état normal, la bile sécrétée par le foie et déversée dans le duodénum se mélange dans l'intestin grêle avec les matières fécales et les colore en vert. Puis, au niveau du cæcum, sous l'influence de putréfactions intestinales, la bilirubine se transforme en biliverdine, qui donne aux fèces leur coloration normale jaune foncé ou brunâtre.

A l'état pathologique, les matières qui n'ont pas fait un séjour assez prononcé dans le gros intestin conservent leur coloration verdâtre. Ainsi le simple aspect des fèces permet d'apprécier l'évacuation trop hâtive.

Une réaction très simple permet d'ailleurs de distinguer la bilirubine qui provient de l'intestin grêle de l'hydrobilirubine qui se forme dans le gros intestin ; c'est la réaction du sublimé qui donne une coloration rouge avec l'hydrobilirubine et une coloration verte avec la bilirubine. Par conséquent, lorsque la traversée de l'intestin grêle est trop rapide, la bile qui a conservé ses caractères primitifs donne une réaction verte avec le sublimé.

Il n'y a, à cette règle, que deux exceptions : chez l'enfant au sein, jusqu'à l'âge de quatre mois, les matières prennent une coloration verte sous l'action du sublimé, parce que l'absence de putréfaction empêche la réduction de la bile. D'autre part, les malades qui absorbent du calomel évacuent des matières vertes, soit à cause d'une traversée trop rapide du gros intestin, soit par suite de l'action empêchante du calomel sur les putréfactions.

2. *Proportion d'eau exagérée.* — Cette humidité excessive des selles constitue la meilleure caractéristique de la diarrhée; elle explique l'aspect mou ou liquide que présentent les matières fécales.

Cette eau ne provient jamais de celle qui est ingérée en boisson ou avec les aliments ; ce n'est pas elle qui est évacuée dans les selles, mais un liquide sécrété par la muqueuse.

Cela résulte en particulier des expériences très intéressantes de Ury. Cet auteur ayant fait ingérer à des diarrhéiques une solution d'un sel facilement reconnaissable par l'examen chimique, par exemple une solution d'iodure de potassium, recherche ensuite ce sel dans les fèces. Il ne le retrouve dans aucun cas, ce qui indique bien que la solution saline a été complètement absorbée.

L'eau en excès des matières fécales est donc sécrétée par la muqueuse intestinale. Elle renferme beaucoup d'albumine, qui se putréfie rapidement, se mélange aux matières et leur donne une odeur fécaloïde ou nauséabonde.

Schmidt considère que cette présence d'albumine en voie de putréfaction est le caractère le plus net de la diarrhée. Il en donnerait volontiers la définition suivante : « La diarrhée est constituée par des matières rendues molles par la présence d'un liquide albumineux et putrescible sécrété dans l'intestin ».

Ainsi la diarrhée résulte toujours de la réunion chez un même malade de deux troubles différents : l'augmentation de la motricité intestinale et l'hypersécrétion de liquide se mêlant avec les matières. Ces deux troubles sont résumés dans la formule de J.-Ch. Roux : évacuation trop rapide de selles trop liquides.

Les fausses diarrhées. — Cette définition permet d'éliminer quelques états pathologiques qui simulent la diarrhée. Ainsi certains malades évacuent tous les jours deux ou trois selles de consistance normale. Ce sont ordinairement des névropathes, qui, craignant de ne pas aller à la selle assez souvent, s'entraînent à de multiples évacuations de détail, qui sont l'équivalent quantitatif d'une unique mais grosse évacuation quotidienne. Ces malades ne sont pas des diarrhéiques ; ils ont seulement, suivant l'expression de Boas, des évacuations fécales fragmentaires.

Plus fréquents sont les états pathologiques qui constituent les fausses diarrhées caractérisées par l'évacuation de matières plus ou moins liquides, mais qui n'ont pas traversé rapidement le gros intestin.

A. Mathieu a décrit trois types principaux de fausses diarrhées :

1. Les *alternatives de constipation et de débâcles diarrhéiques* s'observent chez certains malades atteints de colite chronique qui sont habituellement constipés, mais présentent à des intervalles plus ou moins éloignés une grande débâcle, constituée par les matières accumulées dans l'intestin, plus ou moins délayées dans un liquide d'hypersécrétion provenant de la partie inférieure du gros intestin. Cette fausse diarrhée se reconnaît assez facilement à plusieurs caractères. D'abord, les selles ne sont pas homogènes et il existe toujours des matières dures mélangées avec le liquide. D'autre part, on constate la présence de membranes, c'est-à-dire de mucus coagulé ; or, le mucus n'existe que lorsque les matières ont séjourné longtemps dans le gros intestin. Enfin, un interrogatoire précis du malade permet d'établir que les débâcles sont toujours précédées par des périodes de constipation ; c'est cette constipation qui conditionne et entraîne la débâcle.

2. Les *fausses diarrhées continues* se distinguent des précédentes par la régularité des évacuations. Le malade a chaque jour deux ou trois selles, mais celles-ci ne sont

pas homogènes et comprennent toujours deux parties bien distinctes : l'une liquide ou tout au moins en purée de consistance variable, l'autre plus ou moins solide ; il est fréquent de trouver dans ces selles une certaine quantité de mucus, soit intimement mélangé aux matières, soit sous forme de glaires distinctes. La présence de scybales ou de muco-membranes au cours d'un état d'apparence diarrhéique signifie qu'il s'agit en réalité de fausse diarrhée.

3. *Les fausses diarrhées dysentériformes.* — Elles se traduisent par des envies fréquentes d'aller à là selle, du ténesme, des épreintes et par des évacuations formées d'une très petite quantité de matières ; les selles renferment en outre souvent des mucosités sanguinolentes. Ce syndrome s'observe dans les dysenteries, dans les colites dysentériformes et dans les cancers du côlon et du rectum. Il est l'origine de nombreuses erreurs de diagnostic « aussi préjudiciables pour la santé du malade que pour la réputation du médecin » (A. Mathieu).

Physiologie pathologique de la diarrhée. — Nous ne saurions mieux faire, pour expliquer le mécanisme complexe de la diarrhée, que de résumer en quelques mots l'étude si précise de J.-Ch. Roux parue dans la *Pathologie gastro-intestinale* (3e série).

La diarrhée est provoquée par deux facteurs : la traversée trop rapide de l'intestin et l'hypersécrétion de liquide. Quels sont donc les agents capables d'augmenter le péristaltisme et la sécrétion ?

1. La *rapidité de l'évacuation intestinale* est augmentée par l'irritation de la muqueuse intestinale et sous l'influence du système nerveux.

L'expérimentation a permis de mettre en évidence ces deux actions essentielles. Voici le résumé des recherches de Benczur, élève de Bickel : il réalise sur un chien la fistule de Thiry-Vella, c'est-à-dire qu'il isole une anse d'intestin grêle qu'il abouche à la peau par ses deux extrémités, puis il rétablit par des sutures bout à bout la continuité de l'intestin. Pour mesurer la rapidité d'évacuation, il met, dans l'intérieur de l'anse isolée, une petite boule d'argent munie d'un fil et il regarde de combien de centimètres le fil chemine par minute. En général, la boule avance de 5 centimètres par minute, mais si l'on excite la paroi intestinale avec une plume, la boule avance de façon beaucoup plus rapide. Si l'on emploie des excitations thermiques, la boule avance plus ou moins rapidement à mesure que s'élève la température de l'eau injectée dans l'intestin. Pas d'influence jusqu'à 15° ; augmentation du péristaltisme de 15° à 43° ; enfin, diminution au-dessus de 43°.

Pour montrer l'action du système nerveux central, Benczur prend d'autres chiens, isole de même une anse grêle, mais en sectionne tous les filets nerveux. Il observe dans ce cas un véritable état d'anarchie des contractions : la petite boule d'argent se déplace alors d'une manière très irrégulière ; elle avance d'abord très lentement, puis elle reste plusieurs minutes sans progresser, elle avance ensuite de 20 centimètres en une minute, puis s'arrête, puis repart. Ainsi est mise en évidence d'une manière indiscutable l'action régulatrice exercée par le système nerveux sur le péristaltisme.

2. Son *action sur la sécrétion* est de même ordre. Elle a été établie par les admirables recherches de Cl. Bernard qui a montré le premier que l'excitation électrique du nerf lingual provoque une abondante sécrétion de la glande sous-maxillaire.

Une sécrétion analogue peut être obtenue sous l'action des irritations locales. Ainsi la salivation peut être provoquée par des excitations mécaniques sur la base de la langue, ou par des excitations thermiques, des excitations douloureuses ou l'action de substances sapides, sucrées ou amères. Il en est de même pour les autres sécrétions de l'appareil digestif.

3. Les deux facteurs de la diarrhée, hypersécrétion de liquide intestinal et évacuation trop rapide, interviennent donc sous l'influence de deux causes : une irritation locale et une influence nerveuse.

Il en résulte que, d'après leur physiologie pathologique, on doit distinguer deux groupes de diarrhées :

a. Diarrhées consécutives à une irritation de la muqueuse intestinale qui amène une hypersécrétion de liquide et une plus grande rapidité d'évacuation.

b. Diarrhées d'origine nerveuse constituées par un trouble du système nerveux qui provoque à la fois une augmentation de péristaltisme et de sécrétion.

CLASSIFICATION DES DIARRHÉES

Les deux groupes de diarrhées que la physiologie pathologique amène nécessairement à distinguer doivent être à leur tour divisés en une série de variétés, que nous allons indiquer brièvement :

1ᵉʳ groupe. — **Diarrhées consécutives à une irritation de la muqueuse intestinale.**

Deux variétés.
{
A. Diarrhées fonctionnelles ou dyspeptiques.
B. Diarrhées liées à une lésion de l'intestin.

A. **Diarrhées fonctionnelles ou dyspeptiques.** — Par définition, nous éliminons d'une part les dyspepsies accidentelles, telles celles qui sont réalisées par une indigestion ou une intoxication alimentaire, et, d'autre part, tous les troubles imputables à une entéropathie organique.

Or, il existe en clinique de nombreux cas intermédiaires entre l'entérite et la dyspepsie intestinale. Nous retrouvons les mêmes difficultés que pour la séparation de la gastrite et de la dyspepsie stomacale. La rareté des autopsies, les conditions défectueuses des vérifications anatomo-pathologiques et la difficulté d'interprétation chronologique des altérations anatomiques constatées expliquent suffisamment, suivant la judicieuse remarque de M. Cade, le caractère forcément arbitraire de la division des diarrhées en fonctionnelles ou organiques.

Cette division se justifie cependant au point de vue clinique et pratique, et c'est pour cela que nous l'adoptons à l'exemple de la plupart des auteurs contemporains.

Ces diarrhées peuvent avoir une double origine : elles proviennent tantôt de l'insuffisance d'une sécrétion glandulaire, et tantôt du développement exagéré des microbes de l'intestin.

Dans le premier cas, la dyspepsie dépend du fonctionnement défectueux de l'estomac, du foie ou du pancréas. Dans le second cas, suivant la prédominance de la flore microbienne, ce sont les fermentations ou les putréfactions qui provoquent la diarrhée.

Nous sommes ainsi amené à distinguer cinq variétés principales de diarrhées dyspeptiques :

1º Diarrhées d'origine gastrique ;
2º Diarrhées d'origine hépatique ;
3º Diarrhées d'origine pancréatique ;
4º Diarrhées de fermentation ;
5º Diarrhées de putréfaction.

B. Diarrhées liées à une lésion de l'intestin. — Suivant l'origine et la gravité de cette lésion, on doit distinguer plusieurs types de diarrhées.

1. *Diarrhées mécaniques.* — Elles ont pour origine un

trouble de la circulation dans le domaine de la veine porte ; ce trouble provoque de la congestion passive dans les capillaires du foie, de l'intestin et du pancréas. Il en résulte de l'œdème des muqueuses qui s'accompagne d'exsudation de liquide, et de l'inflammation des glandes qui entraîne de l'hypersécrétion. Ainsi s'expliquent la plupart des troubles intestinaux des cardiaques et des cirrhotiques.

2. *Diarrhées toxiques.* — Elles ont pour cause l'irritation locale de la muqueuse provoquée par une substance chimique, quelle que soit sa voie d'introduction. L'exemple le plus simple de ce type de diarrhée est fourni par les purgatifs dont l'action porte tantôt sur la muqueuse intestinale (calomel) et tantôt sur sa musculature (sulfate de soude).

D'autres substances toxiques provoquent la diarrhée parce que l'intestin leur sert de voie d'élimination ; c'est ainsi que s'expliquent les diarrhées mercurielles et les diarrhées urémiques.

3. *Diarrhées infectieuses.* — Ce sont les plus fréquentes. Elles proviennent de la pullulation dans la cavité intestinale, soit des microbes qui y habitent normalement, soit de germes qui y sont introduits accidentellement à la faveur d'une toxi-infection passagère qui est souvent d'origine exogène.

C'est ainsi qu'on doit ranger parmi les diarrhées infectieuses, d'une part les diarrhées infantiles, les colites muqueuses et les colites graves (dysentériformes, hémorragiques ou purulentes), d'autre part les entérites des pays chauds et la diarrhée de Cochinchine.

4. A côté des diarrhées infectieuses, on peut grouper celles qui sont consécutives à l'action des parasites sur la paroi intestinale. Ce sont les *diarrhées parasitaires*. La

plupart se rattachent à la dysenterie amibienne. D'autres sont provoquées par le *Lamblia*, le trichocéphale et le ténia.

5. Enfin, la diarrhée peut résulter d'une lésion plus profonde de l'intestin provoquée par la *tuberculose* ou la *syphilis*. Cette variété mérite de constituer un groupe spécial, à cause de sa fréquence, de son importance pratique et de ses caractères particuliers.

Ainsi les diarrhées liées à une lésion de l'intestin forment cinq variétés principales :

1º Les diarrhées mécaniques ;
2º Les diarrhées toxiques ;
3º Les diarrhées infectieuses ;
4º Les diarrhées parasitaires ;
5º Les diarrhées spécifiques (syphilis et tuberculose).

2º *groupe*. — Diarrhées d'origine nerveuse.

L'action du système nerveux se manifeste dans différentes conditions pathologiques ; aussi devons-nous distinguer plusieurs variétés de diarrhées nerveuses.

Un premier type s'observe dans quelques maladies organiques du système nerveux.

La *diarrhée tabétique* est la plus communément observée.

Un deuxième type se rencontre dans le *goitre exophtalmique*, affection d'une pathogénie complexe où le corps thyroïde et le grand sympathique jouent chacun un rôle important.

Les états névropathiques se compliquent souvent de crises diarrhéiques qui surviennent principalement sous l'influence des émotions, mais peuvent être provoquées aussi par une sensation de froid, par l'ingestion de certains aliments, ou par toute autre cause aussi insignifiante.

Ces *diarrhées névropathiques ou émotives* réalisent un troisième type.

Enfin, nous grouperons sous le nom de *diarrhées réflexes* celles qui ont pour origine une perturbation du système nerveux de nature fonctionnelle ou organique.

L'innervation commune à tous les organes de l'abdomen explique le retentissement que peut avoir sur les fonctions de l'intestin une maladie des organes génitaux de la femme, pour ne citer que l'exemple le plus fréquent. D'autre part, certaines intoxications chroniques de l'organisme ont une affinité spéciale pour le système nerveux périphérique. C'est ainsi que le tabac, l'opium et la cocaïne sont parfois l'origine de névrites qui peuvent intéresser spécialement les plexus nerveux de l'intestin et réaliser ainsi un type particulier de diarrhée.

Ainsi les diarrhées d'origine nerveuse peuvent avoir quatre origines différentes :

1. Une maladie organique du système nerveux : *diarrhée tabétique*.

2. Une affection mixte, d'origine glandulaire et nerveuse : *diarrhée du goitre exophtalmique*.

3. Un état névropathique : *diarrhées émotives*.

4. Une perturbation du système nerveux d'origine réflexe : *diarrhées réflexes*.

Voici, résumée sous forme de tableau, la classification générale des diarrhées chroniques :

Premier groupe. — Diarrhées consécutives a une irritation de la muqueuse intestinale.

Première variété. — *Diarrhées fonctionnelles ou dyspeptiques.*

1. Diarrhée d'origine gastrique.
2.   —   —   hépatique.
3.   —   —   pancréatique.
4.   —   de fermentation.
5.   —   de putréfaction.

Deuxième variété. — *Diarrhées liées à une lésion de l'intestin.*

1. Diarrhées d'origine mécanique.
2.   —   toxiques.
3.   —   infectieuses.
4.   —   parasitaires.
5.   —   spécifiques (tuberculose et syphilis).

Deuxième groupe. — Diarrhées d'origine nerveuse.

1. Diarrhées tabétiques.
2.   —   du goitre exophtalmique.
3.   —   émotives.
4.   —   réflexes.

Nous décrirons en détail chacune de ces variétés de diarrhée dans la deuxième partie de cet ouvrage, après avoir exposé les méthodes de diagnostic qui doivent être utilisées dans l'étude rationnelle des diarrhées.

Bibliographie.

Benczur. — Contribution à l'étude du péristaltisme de l'intestin grêle (*Intern. Beiträge für Path. und Ther. der Ernährungstor.*, 1909).
Dubois. — *Les psychonévroses*, 1904.
Lœper et Esmonet. — Article Diarrhées (in *Traité de Debove, Achard et Castaigne*).
Mathieu et J. Ch.-Roux. — *Pathologie gastro-intestinale*, 3ᵉ série, 1911.
Schmidt. — *Diagnostic fonctionnel de l'intestin* (traduction Kolbé).
Trousseau. — *Clinique médicale de l'Hôtel-Dieu*, tome III.

CHAPITRE II

L'EXAMEN CLINIQUE

En présence d'un sujet se plaignant de diarrhée chronique, le médecin doit d'abord l'interroger avec soin, puis explorer méthodiquement son appareil digestif, enfin examiner ses principaux organes : cœur, reins, système nerveux.

Le diagnostic clinique se fait ainsi en trois étapes successives, que nous allons passer en revue brièvement.

PREMIÈRE ÉTAPE : INTERROGATOIRE DU MALADE

Il convient d'abord de préciser le mieux possible le début des manifestations intestinales dont se plaint le malade. S'agit-il d'un accident ancien ou récent? Cet accident a-t-il débuté brusquement au cours d'une bonne santé antérieure, ou s'est-il établi lentement et insidieusement, à tel point qu'il est impossible d'indiquer la date exacte de son apparition?

Il faut essayer ensuite d'établir la cause, réelle ou supposée, de cette diarrhée. Le malade invoque souvent des causes morales : préoccupations, chagrins, revers de fortune... Plus importantes sont les causes physiques, telles qu'un séjour aux colonies, une maladie infectieuse grave, ou une mauvaise hygiène alimentaire. A ce sujet,

Il est toujours utile de faire préciser le genre d'alimentation, l'heure et la régularité des repas, l'abus de l'alimentation carnée, le défaut de mastication...

C'est après avoir recueilli tous ces renseignements que l'on aborde l'étude des troubles digestifs actuels, en insistant sur deux points : les phénomènes douloureux et les caractères des selles.

Phénomènes douloureux. — Ils peuvent être permanents ou revenir sous forme de crises à intervalles plus ou moins rapprochés. Leur intensité varie depuis la sensation de pesanteur et de gêne jusqu'aux coliques violentes parfois généralisées à tout l'abdomen, mais plus souvent localisées à une région bien définie. Lorsque le segment terminal de l'intestin est particulièrement intéressé, le malade accuse des épreintes et du ténesme, c'est-à-dire des envies très fréquentes d'expulsion accompagnées de tension douloureuse à l'anus.

Il est important de bien préciser l'horaire des douleurs. Pour cela, la meilleure méthode consiste à suivre avec le malade l'histoire de sa journée, depuis le réveil jusqu'au coucher, en lui faisant préciser le moment où se manifestent les phénomènes douloureux. Il faut noter avec soin l'influence des repas : certaines coliques se produisent brusquement, peu de temps après que le malade a mangé et provoquent une évacuation presque instantanée, suivie d'une sensation de soulagement; d'autres douleurs n'apparaissent que longtemps après le repas; certaines ont une prédilection pour la nuit, d'autres pour le matin au réveil.

L'influence de l'alimentation n'est pas moins importante; certains sujets sont sensibles à certaines catégories d'aliments qui provoquent toujours des coliques et de la diarrhée. C'est ainsi qu'une intolérance marquée pour le lait est un signe presque constant de colite chronique.

Enfin, il faut noter les phénomènes réactionnels qui

accompagnent les douleurs : poussées fébriles, vomissements, ballonnement ou contracture de l'abdomen.

Caractères des selles. — La fréquence des évacuations est extrêmement variable suivant les cas. Un dysentérique peut avoir chaque jour trente ou quarante selles, constituées par une très petite quantité de glaires sanguinolentes, tandis qu'un malade atteint de colite n'a que deux ou trois selles, mais très abondantes.

L'abondance des évacuations varie donc beaucoup suivant la cause de la diarrhée; il en est de même de la consistance; tous les intermédiaires existent entre les selles pâteuses et les selles liquides.

Leur couleur est un élément séméiologique important. Les fèces sont incolores ou blanc grisâtre dans le cas de rétention biliaire; elles deviennent verdâtres dans l'hypercolie; elles sont brillantes quand elles renferment des corps gras non digérés, noires ou rouges quand elles contiennent du sang. Enfin, dans les entérites chroniques, elles présentent souvent à leur surface des glaires ou des fausses membranes.

Tous ces renseignements révélés par l'interrogatoire du malade devront être plus tard contrôlés et complétés par l'examen méthodique des selles, qui fera l'objet du chapitre suivant.

DEUXIÈME ÉTAPE : EXPLORATION MÉTHODIQUE DE L'APPAREIL DIGESTIF

Dans aucun cas il ne faut négliger l'examen des voies digestives supérieures. Une dentition défectueuse, par exemple, est une cause fréquente de gastrite et une occasion possible de diarrhée. De même, la fétidité de l'haleine est un symptôme banal de constipation, mais aussi un signe assez fréquent de fermentations intestinales.

Après avoir recueilli ces renseignements préliminaires, le médecin doit examiner l'abdomen à l'aide des méthodes classiques qui comprennent successivement l'inspection, la palpation et la percussion.

Inspection. — Elle donne quelques renseignements intéressants. Les pigmentations qui résultent de l'application des compresses chaudes permettent de soupçonner l'existence de douleurs antérieures violentes. Les vergetures développées en dehors de la grossesse indiquent parfois un amaigrissement intense et rapide.

La forme générale du ventre est excessivement variable. Il est d'usage de la désigner par des expressions imagées qui se définissent d'elles-mêmes : ventre plat, ventre en tonneau, ventre rétracté ou en bateau, ventre étalé ou de batracien.

Il faudra plus d'attention pour voir s'il n'existe pas des saillies visibles à jour frisant ou des ondulations qui semblent se passer immédiatement sous la paroi et qui indiquent des contractions intestinales puissantes, commandées par un obstacle existant sur le trajet de l'intestin.

Palpation. — Elle doit être méthodique pour donner des renseignements précis. Elle portera d'abord sur la paroi abdominale, ensuite sur la masse intestinale sous-jacente.

La *palpation de la paroi* est simple. Elle permet d'apprécier son épaisseur et, par conséquent, sa richesse en tissu adipeux; elle renseigne également sur la valeur de la sangle musculaire, sur l'existence d'une éventration ou d'une hernie épigastrique; enfin elle révèle parfois une véritable contracture, phénomène de défense lié à des manifestations douloureuses.

La *palpation de la masse intestinale* est plus importante, mais aussi plus délicate. Aussi faut-il l'exécuter avec méthode. Nous croyons que la meilleure manière de procéder est celle que préconisait A. Mathieu, et qui consiste à palper d'abord la partie la moins sensible de l'intestin, c'est-à-dire l'S iliaque. On examine ensuite la fosse iliaque droite, qui correspond au cæcum et à l'appendice; on remonte vers la région hépatique, où l'on explore avec un soin spécial le bord inférieur du foie et la vésicule biliaire; on arrive ensuite à la zone gastrique et on termine enfin par l'intestin grêle qui occupe toute la partie centrale et péri-ombilicale de l'abdomen.

Le côlon descendant et l'S iliaque sont faciles à percevoir; ils donnent habituellement l'impression d'un cylindre résistant, ordinairement assez sensible, qui constitue la corde colique d'A. Mathieu.

Le cæcum donne des sensations très variables que l'on compare, suivant les cas, à celles d'un cylindre étroit et dur, d'un boudin ferme et régulier, d'une ampoule molle et gargouillante. L'appendice lui-même est rarement perçu directement; lorsqu'il est enflammé, son point d'insertion sur le cæcum devient douloureux. Mais il faut bien savoir que ce point appendiculaire n'est pas fixe, parce qu'il dépend de la situation du cæcum, organe essentiellement mobile et variable.

Le côlon ascendant est difficile à sentir à l'état normal; il en est de même de l'angle colique droit, qui est souvent caché sous le foie.

L'exploration du foie doit porter sur son volume, et sur la sensibilité de son bord inférieur, en particulier au niveau de la zone vésiculaire.

L'estomac sera étudié avec un soin particulier, à cause de l'importance des manifestations intestinales d'origine gastrique. Nombreuses sont, en effet, les diarrhées observées au cours de l'évolution des gastrites chroniques, des dilatations atoniques et des tumeurs de l'estomac.

Enfin l'exploration de la zone péri-ombilicale renseigne sur la sensibilité des plexus nerveux de l'abdomen et sur l'état anatomique et fonctionnel de l'aorte. Mais, à l'état normal, l'intestin grêle ne donne à la palpation aucune sensation particulière.

Percussion. — La percussion de l'abdomen donne moins de renseignements ; cependant il ne faut pas la négliger systématiquement. Elle est utile pour délimiter les bords supérieurs et inférieurs de l'estomac et du foie, pour apprécier le volume du cæcum et pour dépister l'ascite.

TROISIÈME ÉTAPE : EXAMEN DES PRINCIPAUX ORGANES DE L'ORGANISME

La multiplicité des causes de diarrhée implique l'obligation formelle au médecin de ne pas borner ses investigations cliniques à l'appareil digestif et à ses glandes annexes, mais d'explorer aussi avec soin les autres organes de l'organisme.

La néphroptose devra être recherchée systématiquement, à cause de sa fréquence extrême. De même, l'exploration de l'appareil génital, chez la femme, s'impose, tant est fréquente la coïncidence de troubles intestinaux et de lésions utéro-ovariennes. Il est toujours utile de ne pas négliger l'état de l'appareil cardio-vasculaire et de pratiquer une analyse sommaire des urines, parce que la diarrhée persistante est souvent liée au fonctionnement défectueux du cœur et du rein.

Enfin, l'examen doit être terminé par l'exploration rapide du système nerveux, qui permet de dépister, par la simple recherche du réflexe rotulien, tantôt un état névropathique accentué, et tantôt un tabes au début.

Nous venons de voir comment l'interrogatoire du malade et l'exploration méthodique de ses principaux organes permettent de recueillir des renseignements utiles au diagnostic. Nous devons reconnaître cependant que l'examen clinique est rarement suffisant pour arriver à la détermination exacte de la cause, de la nature et de la variété d'une diarrhée chronique.

Presque toujours l'examen clinique doit être complété par l'examen coprologique qui seul permet le diagnostic précis des troubles intestinaux observés.

BIBLIOGRAPHIE.

GAILLIARD. — Les maladies de l'intestin (*in Traité de Gilbert et Thoinot*).

JOLTRAIN et BAUFLE. — L'examen clinique des intestinaux (Maloine, éditeur, 1919).

LŒPER et ESMONET. — Les diarrhées (*in Traité de Debove, Achard et Castaigne*).

CHAPITRE III

L'EXAMEN COPROLOGIQUE

L'examen des matières fécales a pris actuellement une place prépondérante en séméiologie digestive. Son but est triple : 1º Établir le bilan d'utilisation digestive des aliments; 2º Faire connaître la valeur des diverses fonctions du tube digestif et de ses glandes annexes ; 3º Montrer l'existence dans le résidu intestinal d'éléments anormaux relevant d'un processus inflammatoire, parasitaire ou néoplasique.

Ainsi l'examen coprologique permet d'établir le bilan de l'alimentation, de la digestion et un peu de la nutrition. C'est dire son importance capitale pour la solution de tous les problèmes difficiles de la pathologie intestinale, et sa nécessité absolue pour le diagnostic exact des diarrhées.

Notre intention n'est pas d'écrire un précis de coprologie (1), mais d'indiquer simplement — et aussi succinctement que possible — la technique de l'examen coprologique, l'interprétation générale des résultats qu'il fournit et la méthode à suivre pour établir le diagnostic de la nature, du siège et de la cause des diarrhées chroniques.

---

(1) Pour tout ce qui concerne l'analyse des matières fécales, on consultera avec fruit l'excellent Manuel de coprologie clinique, de Goiffon (Masson, éditeur, 1921).

I. — TECHNIQUE COPROLOGIQUE

I. **Régime d'épreuve.** — Pour établir un bilan exact, il est nécessaire de savoir ce qui a été absorbé, afin de pouvoir en déduire ce que l'organisme a utilisé. C'est ce qui explique la nécessité d'un régime d'épreuve adapté à la capacité digestive d'un sujet normal, et choisi de manière à être bien toléré par la plus grande partie des entéropathes.

Le régime qui est adopté d'une façon générale est celui de Schmitt (de Halle), qui a été simplifié par M. Goiffon. Voici sa composition :

Le matin : un potage de crème d'avoine préparé au lait, une biscotte et un peu de beurre.

A midi : 75 grammes de viande de bœuf hachée et très superficiellement grillée (de façon que le centre reste cru);

150 grammes environ de purée de pommes de terre passée, au lait ;

Un fromage peu fait, une confiture en gelée et des biscottes.

A volonté, à cinq heures, thé léger au lait et biscottes.

Le soir : Un potage de crème d'avoine au lait ;

75 grammes de bœuf, comme à midi ;

150 grammes de purée de pommes de terre;

Un fromage peu fait, une confiture et des biscottes.

Comme boisson, de l'eau ou du vin blanc étendu d'eau ou une infusion tiède.

Ce régime, d'une valeur de 2250 calories environ, comporte, d'une part, des aliments de nutrition et, d'autre part, des aliments d'épreuve : la viande permettant de rechercher le tissu conjonctif et les fibres musculaires, la pomme de terre pour étudier la digestion de l'amidon et de la cellulose, le beurre et le lait pour constater l'utilisation des substances grasses.

Le régime d'épreuve est ordinairement suivi pendant

trois jours : on recueille la selle du troisième jour au soir ou du quatrième au matin ; on la renferme dans un bocal à fermeture métallique, et on l'envoie au laboratoire pour analyse.

Afin d'être assuré que la selle analysée correspond bien au régime d'épreuve, il est utile de faire absorber deux cachets de 50 centigrammes de charbon pendant le repas qui précède la mise au régime du malade. Celui-ci surveille l'apparition de la selle colorée et recueille la suivante.

Enfin, on doit recommander au malade d'éviter de souiller les selles par le contact avec de l'urine, parce que la fermentation ammoniacale de l'urée pourrait amener des conclusions erronées.

II. Examen extérieur des selles. — La *selle normale* est moulée, assez ferme, plus ou moins cylindrique, brune et de réaction alcaline.

Les selles composées de matières dures, sèches et ovillées indiquent la *constipation* ; elles se recouvrent souvent de mucus, témoin de l'irritation provoquée par leur masse sur la muqueuse intestinale.

Une selle composée d'un liquide brun et fétide, contenant des billes dures, indique la *fausse diarrhée*, c'est-à-dire une débâcle consécutive à une période plus ou moins longue de constipation. Une telle selle est importante à reconnaître à cause de son traitement, qui est celui de la constipation, et non celui de la diarrhée.

Une selle molle ou liquide, renfermant un excès d'eau, constitue la *diarrhée*. Cette fluidité anormale peut provenir soit d'une évacuation trop rapide, qui n'a pas laissé aux matières le temps d'être desséchées, soit d'une exsudation par la muqueuse enflammée d'un liquide riche en substances albuminoïdes et facilement putréfiables.

L'aspect des selles diarrhéiques est très variable ; aussi doit-on en décrire plusieurs types. Les principaux sont :

La *diarrhée séreuse*, constituée par des évacuations

très abondantes, liquides et à peu près incolores. Le type en est fourni par le choléra asiatique.

La *diarrhée muqueuse*, caractérisée par des selles molles, homogènes, brillantes, très adhérentes au vase et renfermant une quantité importante de petits amas de mucus intimement mélangés aux matières. Cet aspect s'observe surtout dans la colite chronique.

La *diarrhée sanglante*, rouge ou noire suivant l'abondance et l'origine du sang qui est mélangé aux matières et aux glaires. C'est dans les dysenteries que s'observent surtout ces évacuations muco-sanguinolentes.

La *diarrhée purulente*, constituée par des selles peu abondantes, renfermant un mélange de matières, de pus et de glaires. Cet aspect traduit ordinairement l'existence d'une lésion ulcéreuse au niveau de la partie terminale du gros intestin.

Enfin, le degré le plus accentué de diarrhée constitue la *lientérie* (de λεῖος, glissant et ἔντερον, intestin), caractérisée par l'évacuation de matières très mal digérées, au milieu desquelles on peut reconnaître des débris d'aliments ingérés quelques heures plus tôt.

Il est important de remarquer que tous les intermédiaires peuvent exister entre ces types principaux et que la diarrhée, au cours d'une même évolution morbide, peut revêtir successivement divers types, commençant par exemple par être séreuse, pour devenir ultérieurement séro-muqueuse ou muco-sanglante, et redevenir enfin séreuse avant d'aboutir à la guérison.

L'*odeur* des fèces donne peu de renseignements ; cependant on distinguera facilement l'odeur fade et pénétrante des selles dysentériques de l'odeur aigre des selles de fermentation et de la fétidité spéciale des selles de putréfaction.

La *coloration* des fèces est due surtout aux pigments biliaires. Ils peuvent s'y rencontrer sous quatre états, ayant chacun une couleur différente. La bilirubine est jaune roux ; la biliverdine, vert franc ; le stercobilinogène, jaune d'or, et la stercobiline, brun marron. Nous étudierons ultérieurement le cycle évolutif des pigments biliaires et nous comprendrons alors pourquoi la coloration jaune roux ou verdâtre prouve que le bol fécal n'a pas fait un séjour suffisant dans le gros intestin ; pourquoi aussi la coloration jaune d'or indique la prédominance des fermentations et la teinte brune la prédominance des putréfactions. Enfin, les selles blanches, non colorées, indiquent habituellement l'absence des pigments biliaires, consécutive le plus souvent à l'obstruction du cholédoque.

III. Examen macroscopique après dilution. — Il suffira de prendre un fragment de garde-robe, de le délayer avec un peu d'eau dans un mortier de verre, en s'aidant d'un pilon, de façon à ne pas laisser de grumeaux ; on fait couler ensuite cette dilution fécale sur une boîte de Pétri ou sur une cuvette à fond noir ; on l'examine attentivement et on obtient par ce procédé très simple une série de renseignements importants.

Tandis que la selle normale du repas d'épreuve est homogène ou renferme seulement quelques minimes particules brunâtres, la selle pathologique montre des particules plus nombreuses et plus volumineuses. Ces particules représentent soit des corps étrangers (calculs, parasites), soit des résidus alimentaires, soit enfin des fragments de mucus.

Les résidus alimentaires peuvent être des filaments de tissu conjonctif, provenant de la viande crue du régime d'épreuve ; des fragments brunâtres de viande, des débris de pommes de terre, formant de petits amas opalescents, qui peuvent être facilement confondus avec des flocons de mucus ; enfin des substances grasses, rendant la dilution laborieuse et formant à sa surface une sorte de voile mat assez caractéristique.

Le mucus se présente sous des aspects variables : tantôt ce sont de véritables membranes qui recouvrent partiellement les matières, tantôt ce sont de petits fragments intimement mélangés avec la selle et n'apparaissant qu'après dilution de celle-ci. Ces fragments peuvent être incolores, ou jaunâtres, transparents ou opaques. Il est facile de les distinguer des résidus de pommes de terre

Fig. 1. — Tissu conjonctif après dilution, visible à l'œil nu, sur fond noir (figure extraite de GOIFFON, *Manuel de coprologie clinique*, p. 46).

ou des débris de tissu conjonctif en les examinant sur un fond noir. Le mucus, qui est transparent, laissera apercevoir ce fond noir, tandis que les autres résidus, qui sont opaques, apparaîtront blancs sur ce fond noir. D'autre part, le mucus doit à son élasticité la propriété de s'étirer, ce qui constitue un nouveau caractère différentiel.

IV. Examen microscopique. — Il est très simple et donne une série de renseignements importants ; on prélève avec une baguette de verre une petite particule fécale et on l'étale entre la lame et la lamelle, puis on la porte sur la platine du microscope.

En pratique, il est utile de faire trois préparations. La première, indemne de tout réactif, montre l'abondance anormale des résidus et permet spécialement l'étude du

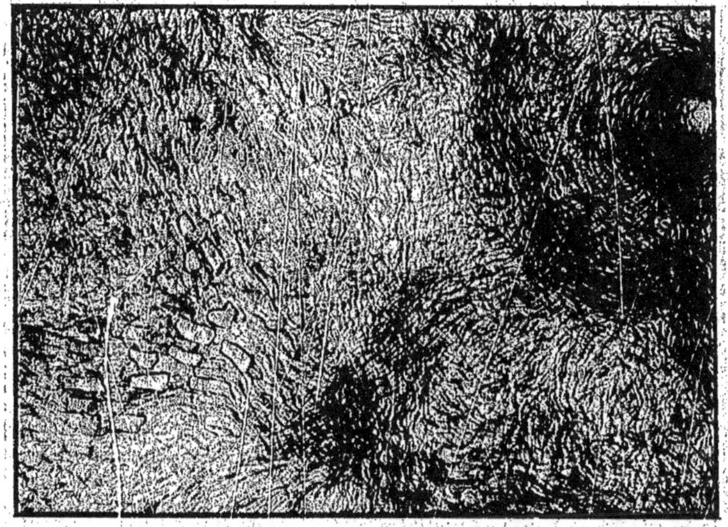

Fig. 2. — Fragment de tissu conjonctif vu au microscope; quelques insertions musculaires y sont adhérentes (figure extraite de Goiffon, *Manuel de coprologie clinique*, p. 47).

mucus, des fibres musculaires, des fibres conjonctives et élastiques. La seconde lame sera colorée au Lugol dont voici la formule :

Iode..............................	1 gramme.
Iodure de potassium................	2 grammes.
Eau distillée......................	50 —

Elle met en évidence les cellules rondes à amidon de la pomme de terre, et permet d'apprécier l'état de la cellulose digestible représentée par l'enveloppe de ces

cellules, et celui des grains d'amidon qu'elles contiennent.
Le Lugol colore aussi en violet la flore iodophile qui se
développe aux dépens des hydrates de carbone.

Une troisième lame sera colorée au Sudan III, réactif
qui donne aux graisses neutres une belle coloration orange.
Sa formule est la suivante :

Sudan III 0gr,50
Alcool à 70°............................. 50 grammes.

A côté des résidus alimentaires, peuvent exister dans

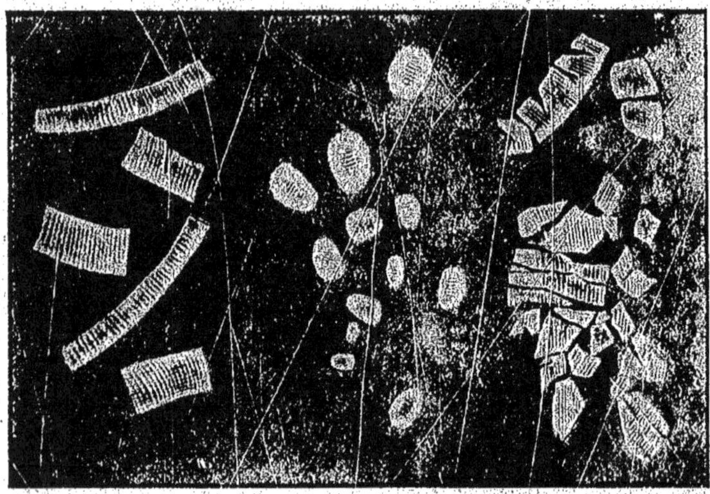

Fig. 3. — Fibres musculaires intactes ; fibres bien attaquées ; placards musculaires (figure extraite de GOIFFON. *Manuel de coprologie clinique*, p. 43).

les fèces des débris d'origine intestinale, que l'examen
microscopique permet d'identifier.

Les plus importants de ces débris sont : le mucus (déjà
signalé), les globules rouges et les leucocytes qui se détruisent très vite dans l'intestin, de sorte que leur intégrité
doit faire songer à une lésion des dernières parties du côlon, enfin plusieurs variétés de cristaux et concrétions.

Les cristaux les plus fréquents dans les selles sont
ceux des phosphates ammoniaco-magnésiens, facilement

reconnaissables à leur forme, justement comparée à un couvercle de tombeau ; les cristaux d'oxalate de chaux, qui ont la forme d'une enveloppe de lettre ; enfin les cristaux de Charcot-Leyden, en double fer de lance.

V. Examen chimique. — L'analyse chimique des fèces, pour être complète, exige des méthodes complexes qui ne

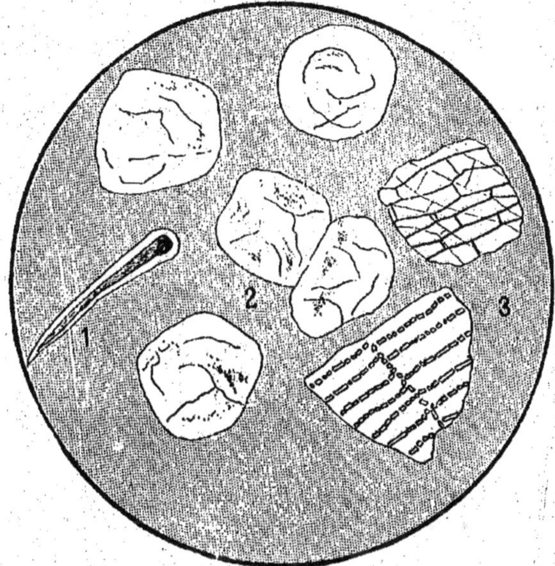

Fig. 4. — 1, poil végétal ; 2, cellules de pommes de terre ; 3, membranes externes de céréales (figure extraite de GOIFFON, *Manuel de coprologie clinique*, p. 63).

sont pas du domaine de la clinique. Nous nous bornerons donc à exposer quelques recherches simples et pratiques qui suffisent ordinairement au diagnostic des diarrhées. Ces recherches concernent la réaction des selles, l'étude des pigments biliaires, celle de l'albumine et du sang, enfin l'épreuve de la fermentation.

a. *Réaction des selles.* — Elle se recherche simplement par le papier de tournesol. Normalement, les selles sont neutres ou faiblement alcalines. Une selle très alcaline

est le signe de putréfactions intenses, et une selle acide
est le signe de fermentations abondantes.

b. *Recherche des pigments biliaires.* — On remplit à
moitié un tube à essai de dilution fécale et on y ajoute
2 centimètres cubes environ d'une solution saturée de
sublimé. Quelques heures après, on constate au fond du

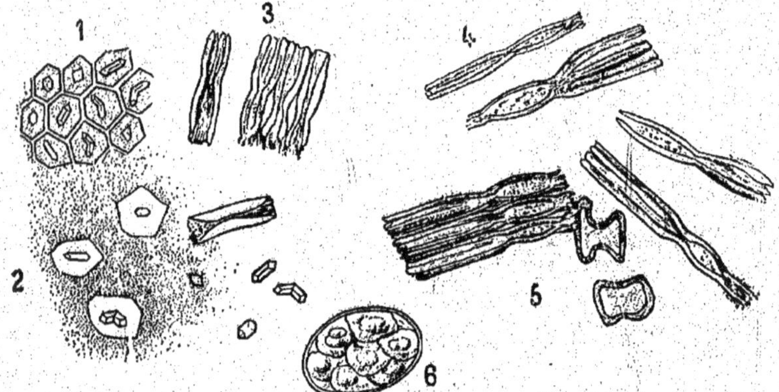

Fig. 5. — Débris de féculents : 1 et 2, cellules à oxalate de chaux
des haricots ; 3, cellules en palissade de haricots ; 4, cellules en
palissade de petits pois ; 5, cellules en sablier de petits pois ;
6, cellule à amidon de féculents (figure extraite de GOIFFON,
Manuel de coprologie clinique, p. 65).

tube un dépôt de coloration variable suivant l'état de la
bile, et au-dessus un liquide opaque et trouble. Normalement, le dépôt et le liquide sont colorés en rose par la
stercobiline ; une coloration verte est l'indice de la bilirubine ; l'absence de toute coloration indique l'absence de
pigments, consécutive soit à l'acholie, soit à l'obstruction
du cholédoque.

c. *Recherche de l'albumine.* — Les substances quater-
naires d'origine alimentaire ne se retrouvent jamais dans
les fèces. Seule l'ulcération des parois intestinales peut
en provoquer l'apparition ; il est donc utile de savoir
l'identifier. Dans ce but deux procédés très simples peuvent être employés : la réaction au sublimé d'une part

et de l'autre la précipitation par la chaleur ou par le ferrocyanure de potassium.

1. *Réaction au sublimé*. — La technique est la même que pour la recherche des pigments biliaires. Lorsqu'il y a de l'albumine soluble dans une selle, la coagulation de celle-ci par le sublimé emprisonne dans un fin réseau toute les particules solides en suspension, par une sorte d'action de collage, et le liquide contenu dans le tube devient clair.

2. *Précipitation par la chaleur*. — On triture dans un mortier une certaine quantité de selle fraîche avec de l'eau distillée, puis on fait passer deux ou trois fois le mélange sur du papier filtre, jusqu'à ce que le liquide s'écoule clair. A cette dilution fécale placée dans un tube à essai, on ajoute quelques gouttes d'acide acétique. S'il se fait alors un précipité, c'est qu'il existe des nucléo-albumines ou de la mucine. On se débarrasse du précipité en filtrant de nouveau le liquide jusqu'à ce qu'il ressorte clair. Si, en ajoutant à ce liquide encore une goutte d'acide acétique, il ne se produit plus de trouble, c'est qu'on a bien précipité toutes les nucléo-albumines et la mucine. Alors on recherche l'albumine soluble par la précipitation au moyen de la chaleur, comme on le fait pour l'albumine de l'urine.

Ces deux procédés donnent des résultats concordants, avec cette seule différence que la précipitation par la chaleur est plus sensible (M. Labbé et Canat).

d. *Recherche du sang*. — De très nombreux procédés ont été proposés pour l'identification du sang dans les fèces. Nous en indiquerons deux seulement : la réaction de Thévenon et Rolland au pyramidon, à cause de son intérêt pratique, et la réaction de Weber à la teinture de galac, à cause des résultats absolument certains qu'elle fournit.

1. *Réaction de Thévenon et Rolland*. — Elle exige un seul réactif, une solution de pyramidon à 5 p. 100 dans l'alcool à 90°. On verse dans un tube à essai une quantité égale de ce réactif et de dilution fécale ; on ajoute ensuite une dizaine de gouttes d'acide acétique au tiers ; on agite et on fait tomber quelques gouttes d'eau oxygénée chimiquement pure. On obtient, s'il y a du sang, une coloration bleue violacée dont l'intensité est en rapport avec la quantité de sang.

2. *Réaction de Weber*. — On met dans un verre à essai une petite portion de matières fécales que l'on dilue avec un peu d'eau ; on ajoute un tiers de leur volume d'acide acétique et on triture pendant quelques instants. On ajoute ensuite quelques centimètres cubes d'éther qu'on mélange aux matières. L'éther surnage et entraîne la substance hématique contenue dans les fèces.

On prépare alors dans un mortier quelques centimètres cubes de teinture de gaïac fraîche en broyant un fragment de résine avec de l'alcool absolu.

On verse enfin dans un tube à essai quelques centimètres cubes de l'éther qui surnage ; on ajoute un peu de teinture de gaïac et quelques gouttes d'eau oxygénée. S'il existe du sang dans les fèces, on obtient une coloration bleue ou verdâtre, dont l'intensité est proportionnelle à la quantité d'hématine.

e. *Épreuve de la fermentation*. — Deux éléments peuvent fermenter dans les fèces : les hydrates de carbone et les albuminoïdes. Or les premiers fermentent d'une façon précoce en donnant un dégagement de CO^2 et une réaction acide, tandis que les seconds fermentent tardivement avec dégagement d'acide sulfhydrique, fétidité et alcalinité des selles. Ce principe étant posé, toutes les fois que la fermentation est rapide, avec acidité du milieu, on pourra incriminer une digestion mauvaise de l'amidon.

Cette constatation peut être faite par l'observation directe des selles. Mais l'appréciation exacte de l'intensité des fermentations exige la mise en œuvre d'une technique spéciale, indiquée par Schmidt et simplifiée par Goiffon. Nous croyons inutile de la décrire ici.

VI. Examen bactériologique succinct. — La bactériologie des fèces constitue un chapitre complexe et obscur qui ne peut intéresser le praticien que dans des limites restreintes.

Les germes sont très abondants dans les selles; on en distingue deux variétés principales :

1° Les saccharolytes, qui agissent sur les hydrates de carbone et sont des agents de fermentation.

2° Les protéolytes, qui se développent aux dépens des substances albuminoïdes et sont des agents de putréfaction.

Il existe une sorte de balance entre ces deux variétés microbiennes, les saccharolytes mettant obstacle au développement des germes de putréfaction grâce à l'acide lactique qu'ils produisent.

Pour établir en pratique l'état bactériologique d'une selle, la *méthode de Weigert-Escherich* donne un résultat suffisant. Elle est basée sur l'action du Gram inverse pour les saccharolytes et les germes putrides, les premiers « ne prenant pas le Gram », tandis que les seconds restent colorés.

Voici la technique à suivre : prélever un peu de selle, l'étaler aussi finement que possible sur une lame de verre, sécher à l'air, fixer à la flamme. Colorer une minute avec une solution de violet de gentiane anilinée, faire agir ensuite le Lugol, puis décolorer avec un mélange à parties égales de xylol et d'huile d'aniline; on peut enfin recolorer au Ziehl dilué. L'examen de la préparation à l'immersion montre une quantité importante de bacilles, les uns colorés en rouge, les autres en bleu. Si les bacilles rouges sont très nombreux, on peut conclure à la prédominance des germes saccharolytes ; et, si l'on trouve au contraire beaucoup de bacilles bleus, à la prédominance de la flore putride.

Cet examen bactériologique rapide est ordinairement suffisant pour la pratique courante.

Cependant, il est souvent utile de le compléter par la recherche de la colorabilité directe des microbes par l'iode.

Quand on traite, en effet, certaines préparations fécales par la solution iodo-iodurée, on constate qu'un grand nombre de bactéries se colorent en bleu comme l'amidon. Elles constituent la *flore iodophile*, qui se développe seulement dans un milieu riche en hydrates de carbone. Cette flore atteint son maximum dans le cæcum, puis disparaît peu à peu. Quand on la retrouve dans les selles, elle constitue un indice d'évacuation rapide (Goiffon).

Grâce à ces deux méthodes excessivement simples, il est possible, sans isoler les germes des fèces, de recueillir des renseignements suffisants sur leurs fonctions.

II. — VALEUR SÉMÉIOLOGIQUE DES ÉLÉMENTS RÉVÉLÉS PAR L'EXAMEN COPROLOGIQUE

L'analyse coprologique nous a permis de déceler un certain nombre de substances qui forment deux groupes très différents : les unes sont, en effet, des résidus alimentaires, et les autres constituent des produits pathologiques de l'intestin. Après avoir appris à les reconnaître, nous devons en indiquer brièvement la valeur séméiologique.

A. — Résidus alimentaires.

I. **Résidus de viande.** — La digestion de la viande est sous la dépendance de plusieurs ferments digestifs : la pepsine du suc gastrique la trypsine du suc pancréatique et l'érepsine du suc intestinal. Pour déterminer laquelle de ces sécrétions est atteinte, il convient d'examiner l'état de la digestion des diverses parties de la viande : le tissu conjonctif, les fibres musculaires et les noyaux.

a. *Tissu conjonctif.* — Le suc gastrique est seul capable de digérer le tissu conjonctif à l'état cru; « seul l'estomac est donc coupable quand le tissu conjonctif apparaît dans les garde-robes » (Schmidt). Sa constatation dans les fèces, après ingestion de viande crue, est donc un excellent signe d'insuffisance gastrique, qu'il s'agisse d'un déficit de sécrétion ou d'une évacuation trop hâtive.

b. *Fibres musculaires.* — La constatation, dans les fèces, de quelques fibres musculaires bien digérées, c'est-à-dire ayant perdu leurs angles et une partie de leurs stries, contitue un phénomène normal. L'état pathologique est constitué seulement lorsque ces fibres deviennent très nombreuses et surtout lorsqu'elles conservent intacts leurs angles et leurs stries; dans ces conditions, il existe toujours de l'insuffisance pancréatique.

c. L'apparition de *noyaux* non digérés a la même signification. Mais en pratique on ne peut pas constater, sans une technique spéciale, la présence ou l'absence des noyaux accolés aux fibres musculaires, parce que ces noyaux deviennent libres dès que le suc gastrique digère la gaine conjonctive qui entoure les fibres.

II. **Résidus de graisse.** — La lipase du suc pancréatique dédouble les graisses neutres en glycérine et acides gras; ceux-ci sont ensuite solubilisés par la sécrétion biliaire et peuvent ainsi être [absorbés par la muqueuse intestinale. Il en résulte que l'insuffisance pancréatique laisse paraître dans les selles une grande quantité de graisses neutres, tandis que l'insuffisance biliaire se manifeste par la présence d'acides gras en abondance.

Les graisses neutres se présentent sous la forme de gouttelettes arrondies, tandis que les acides gras forment de très fines aiguilles ou des amas amorphes. Le Sudan III donne aux graisses neutres une belle coloration orange, et par son alcool dissout au contraire les acides gras. Ainsi la différenciation est facile par des procédés simples, et il est généralement inutile de recourir aux dosages chimiques qui, malgré leur complexité, n'apportent généralement pas au diagnostic une certitude plus grande.

III. Résidus d'hydrates de carbone. — Les cellules de pommes de terre sont limitées par une enveloppe formée de cellulose digestible et renferment à leur intérieur une série de grains d'amidon ; la solution iodo-iodurée colore la cellulose en rose et l'amidon en violet foncé. La digestion de l'amidon est commencée par la ptyaline de la salive, mais sa transformation la plus efficace est l'œuvre de l'amylase pancréatique ; elle s'opère lentement et ne se termine que dans le cæcum.

La constatation d'amidon dans les selles est un phénomène banal qui n'est dû en pratique que bien rarement à l'insuffisance du pancréas, mais bien plus souvent à une évacuation trop rapide (Goiffon).

La signification de la cellulose digestible est analogue. Sa digestion ne se fait en effet que dans le gros intestin et elle est proportionnelle à la durée du séjour dans le côlon. La moindre accélération du travail la fait donc apparaître dans les selles. Il en résulte que sa présence abondante est l'indice d'une évacuation prématurée du contenu du côlon (Goiffon).

B. — Produits pathologiques de l'intestin.

I. Mucus. — C'est un signe d'irritation de l'intestin, de quelque origine qu'elle soit. Cette irritation peut être d'origine mécanique ; c'est ainsi que la constipation chronique d'une part, l'abus des lavements et surtout des grands lavages d'autre part, s'accompagnent de la production de fausses membranes nombreuses et volumineuses.

Les irritations nerveuses et réflexes peuvent provoquer aussi la formation de mucus. Il n'est pas rare, en effet, de voir les maladies des organes génitaux provoquer de l'hypersécrétion de mucus qui cesse dès que la thérapeutique a fait disparaître l'épine irritative.

Enfin l'origine habituelle du mucus est l'inflammation de la muqueuse intestinale; mucus signifie donc colite. S'il est transparent, isolé, enveloppant les matières, il provient du rectum ou de l'S iliaque. S'il est teinté de bile jaune, il provient de l'intestin grêle. Enfin, coloré ou non, s'il est formé de fragments petits et intimement mélangés aux matières, il provient de la partie supérieure du côlon.

Si la présence de mucus permet de conclure à la colite, son absence ne permet pas d'éliminer toujours l'inflammation de la muqueuse intestinale. Dans les cas graves, en effet, celle-ci réagit surtout par exsudation d'un liquide séreux riche en nucléo-albumine ou en albumines solubles. C'est la production de ce liquide qui est l'indice le plus sûr de la colite.

II. Albumine soluble et nucléo-albumine. — Une certaine quantité de nucléo-albumine provient de l'alimentation et des sucs digestifs; on peut la déceler dans les fèces lorsque le contenu de l'intestin grêle est évacué prématurément.

Mais dans le côlon les nucléines sont résorbées et les selles normales n'en renferment pas. Celles que l'on trouve dans les fèces proviennent de l'exsudation de la muqueuse ; « dans toutes les affections intestinales de gravité moyenne au cours desquelles la muqueuse est irritée ou enflammée, on trouve des albumines acéto-précipitables ; ces albumines disparaissent lorsque la muqueuse se répare et leur disparition est indice de guérison » (M. Labbé et Canat).

L'albumine soluble indique aussi un état pathologique. Elle provient de la paroi intestinale qui, au niveau d'une ulcération, laisse suinter de la sérosité constituée par les albumines du sérum sanguin. La présence d'albumine soluble dans les selles est donc un bon signe d'ulcération intestinale (Goiffon).

La présence de *leucocytes* en quantité notable a la même signification. En dehors des ulcérations typhiques, il faut toujours penser au cancer et à la tuberculose qui sont les grandes causes de suppuration de la muqueuse intestinale (Goiffon).

III. **Sang.** — La présence de sang dans les selles signifie qu'il y a ulcération sur un point du tube digestif, sans que l'on puisse d'ailleurs préjuger de la nature de cette ulcération.

La recherche des hémorragies occultes est surtout importante pour le diagnostic des cancers de l'appareil digestif. Mais une réaction positive s'observe aussi dans les colites ulcéreuses d'origine inflammatoire ou parasitaire.

La valeur pronostique du sang dans les selles paraît moindre que celle de l'albumine soluble : il peut y avoir de petites exulcérations qui saignent sans que la muqueuse soit gravement altérée, tandis que seules les ulcérations profondes donnent dans les selles la réaction de l'albumine soluble (M. Labbé et Canat)..

Le tableau suivant résume les indications séméiologiques fournies par l'analyse coprologique :

A. — *Résidus alimentaires.*

Tissu conjonctif	Insuffisance gastrique.
Fibres musculaires intactes, noyaux musculaires....................	Insuffisance pancréatique.
Graisses neutres....................	Insuffisance pancréatique.
Acides gras....................	Insuffisance biliaire.
Grains d'amidon. Cellulose digestible..	Évacuation hâtive.

B. — *Produits pathologiques de l'intestin.*

Mucus..........	Inflammation de la muqueuse. Petit et coloré : irritation du grêle. Petit et incolore ; irritation du côlon. Sous forme de membranes : irritation de la fin du côlon.
Nucléo-albumine.	Colite de gravité moyenne.
Albumine soluble.	Colite grave avec ulcérations profondes.
Sang	Ulcérations qui saignent (parfois superficielles).

III. — INTERPRÉTATION GÉNÉRALE DE L'EXAMEN COPROLOGIQUE

Il ne suffit pas de savoir reconnaître dans les fèces les résidus des aliments ingérés et les produits pathologiques formés par la muqueuse pour pouvoir poser un diagnostic certain.

La digestion normale exige, en effet, non seulement que la sécrétion des ferments soit suffisante, mais aussi que ces ferments restent en contact suffisant avec les aliments pour pouvoir leur faire subir les transformations nécessaires. Et ainsi intervient un élément nouveau, capital pour l'interprétation coprologique (quoique trop souvent négligé) : c'est la motricité de l'appareil digestif.

Supposons, en effet, que l'examen coprologique révèle une mauvaise utilisation des fibres musculaires. Ce trouble peut avoir pour origine une insuffisance notoire de la sécrétion pancréatique ou, plus simplement, une évacuation prématurée du contenu de l'intestin grêle, qui ne laisse pas au suc pancréatique normal le temps d'exercer son action digestive.

L'appréciation des fonctions motrices est particulièrement importante dans l'étude des diarrhées, qui peuvent dépendre uniquement de l'exagération du péristaltisme intestinal, sans modifications des sécrétions digestives et sans réactions anormales de la muqueuse. Une interprétation coprologique correcte suppose donc la détermination exacte des trois éléments suivants :

1º Les anomalies de la digestion des aliments, c'est-à-dire les insuffisances diastasiques;

2º Les anomalies du transit;

3º Les anomalies dues aux réactions de la muqueuse intestinale.

Dans le chapitre précédent, nous avons appris à reconnaître les insuffisances digestives et les produits pathologiques de l'intestin. Il nous reste donc à indiquer brièvement la manière d'apprécier les fonctions motrices de l'appareil digestif.

a. Le procédé le plus simple consiste à faire absorber au malade, au moment du repas, une quantité suffisante de charbon pour colorer les selles en noir. Le nombre d'heures qui sépare le moment de l'absorption de celui de l'évacuation indique la durée de la traversée digestive. Normalement, cette durée est de vingt-quatre heures. Il y aura donc diarrhée toutes les fois qu'elle sera diminuée dans des proportions notables.

L'inconvénient de cette méthode est de ne donner qu'un résultat global, et de ne pas permettre de préciser le segment intestinal dont le fonctionnement est troublé.

b. L'*examen radiologique* fournit des renseignements plus complets, que nous exposerons ultérieurement. Mais le carbonate de bismuth ingéré peut modifier la vitesse du transit intestinal et, d'autre part, une méthode aussi compliquée est difficilement applicable pour le diagnostic de simples troubles fonctionnels, qui ne justifient pas en général le déploiement d'un tel appareil.

c. Heureusement, les renseignements fournis par l'examen coprologique suffisent, à la condition d'être interprétés correctement, pour préciser l'état des fonctions motrices de l'intestin et pour déterminer le point de départ d'une diarrhée.

C'est à Goiffon que revient l'honneur d'avoir fait connaître les éléments qui peuvent servir d'*indicateurs pour l'appréciation de la rapidité du transit intestinal.*

Ces éléments sont :

1° Les pigments biliaires;

2° La cellulose digestible, l'amidon et la flore iodophile ;

3° La présence ou l'absence d'amylase.

1. *Pigments biliaires.* — Ils sont sécrétés par le foie et déversés dans l'intestin grêle sous forme de bilirubine. C'est au niveau du cæcum que la bilirubine se transforme par réduction en stercobiline. Cette transformation est peut-être due à une action spéciale des organes lymphatiques qu'on rencontre en abondance en cette région, mais il est plus probable qu'il faut l'attribuer à l'action réductrice des microbes, dont la pullulation commence précisément en cet endroit. Quoi qu'il en soit, la réaction au sublimé fait facilement reconnaître l'état de ces pigments : la biliverdine donne, en effet, une coloration verte, tandis que la stercobiline donne une coloration rouge. La présence de bilirubine dans une selle diarrhéique indique donc un séjour insuffisant dans le cæcum.

2. *Cellulose, amidon et flore iodophile.* — Nous avons indiqué précédemment que l'amidon termine sa digestion

dans le cæcum; que la cellulose est attaquée seulement par les microbes de l'intestin et que sa digestion est proportionnelle à la durée du séjour dans le côlon; enfin que, la flore microbienne étant fonction du milieu intestinal, la flore iodophile apparaissait au moment où les aliments hydrocarbonés commencent à fermenter, c'est-à-dire vers la fin de l'intestin grêle, atteignait son maximum dans le cæcum et disparaissait ensuite progressivement.

Ainsi la constatation dans les fèces de la cellulose digestible, de l'amidon et de la flore iodophile permet de conclure à une évacuation trop rapide du contenu cæcal.

3. Le troisième élément indicateur est constitué par les *ferments digestifs*. Ils sont abondants dans l'intestin grêle, diminuent dès l'arrivée au cæcum, et n'existent plus dans les selles normales, à l'exception de l'amylase qu'on y retrouve dans tous les cas où n'existent pas des putréfactions trop abondantes.

Lorsqu'une selle contient des aliments mal digérés, l'absence d'amylase indique une sécrétion insuffisante, tandis que la présence d'une amylase active permet de conclure à une évacuation hâtive de l'intestin grêle (Goiffon).

Il est donc parfois nécessaire de pratiquer le *dosage de l'amylase* dans les fèces.

La *méthode de Goiffon et Tallarico* permet d'effectuer ce dosage très simplement :

On fait une dilution de selles à 5 p. 100, et on en prend 2 centimètres cubes dans un tube à essai; on y ajoute 5 centimètres cubes d'une solution d'HCl à 5 p. 100 (destinée à donner au milieu une légère acidité favorable à l'activité de l'amylase). On place le tube dans une éprouvette remplie d'eau à 37°, puis on y verse 2 centimètres cubes d'une solution à 1 p. 100 d'empois d'amidon soluble. La digestion commence immédiatement. De temps en temps, on prélève à l'aide d'une baguette une goutte de mélange qu'on laisse tomber sur une gouttelette de solution de Lugol, disposée sur une assiette; il se forme d'abord une tache bleue, puis rouge; enfin de nouveaux essais n'amènent plus de coloration. La digestion est alors terminée. On note le temps qu'elle a duré, et ce temps est la mesure même de l'activité de l'amylase.

La vitesse de la digestion est normalement de trente minutes; mais, lorsqu'il se produit une évacuation prématurée de l'intestin grêle, l'amylase est plus active et la digestion se fait en quelques minutes.

De cette étude de physiologie digestive, Goiffon a pu déduire une conséquence pratique : c'est la notion des *syndromes coprologiques de localisation*.

a. La *selle iléale* constitue une masse gélatineuse, jaunâtre, d'odeur fade et pénétrante. Les pigments biliaires y sont à l'état de bilirubine; l'amidon est très abondant et les cellules de pommes de terre sont absolument intactes; les ferments sont très actifs.

Les autres caractères de cette selle sont l'abondance des fibres musculaires et des acides gras, la présence d'une flore iodophile et une réaction alcaline.

b. La *selle cæcale* est pâteuse, étalée, granuleuse comme une purée de pommes de terre; sa couleur est jaune orange, son odeur aigre et légèrement butyrique. Elle contient de la stercobiline, qui lui donne une coloration rouge-brique avec le sublimé.

Elle renferme des cellules de pommes de terre, riches en grains d'amidon, mais il existe aussi de l'amidon libre; les fibres musculaires sont moins nombreuses, leurs angles et leurs stries ont disparu, les graisses existent encore à l'état d'acides gras. La flore dominante est iodophile, mais la réaction est légèrement acide. Enfin l'amylase est le seul ferment digestif qu'on retrouve en abondance.

c. La *selle du côlon moyen* présente à l'état d'ébauche le caractère fécal. Elle est moins pâteuse, assez bien liée, de coloration jaune brun et d'odeur fécaloïde. Elle est riche en stercobiline, mais pauvre en hydrates de carbone; les cellules de pommes de terre sont peu nombreuses et ne renferment plus de grains d'amidon. Les acides gras sont rares, et les fibres musculaires bien digérées. Enfin la flore est abondante, mais ne se colore plus par l'iode et la réaction devient neutre.

Une selle qui présente ces caractères ne se distingue plus d'une selle normale que par des différences minimes, portant sur la consistance, la couleur et la réaction.

IV. — DIAGNOSTIC COPROLOGIQUE DE LA DIARRHÉE

Nous avons appris à connaître, dans les chapitres précédents, les résultats fournis par l'analyse coprologique; nous savons que cette analyse permet d'apprécier les insuffisances digestives, les troubles moteurs et les réactions de la muqueuse intestinale. Nous avons ainsi tous les éléments nécessaires pour le diagnostic des diarrhées, dont nous pourrons préciser la nature, la cause et le siège.

I. — Diagnostic positif.

« La diarrhée est l'évacuation trop rapide de selles trop liquides » (J.-Ch. Roux). Ces deux éléments : richesse exagérée en eau et transit trop rapide sont faciles à reconnaître par l'examen coprologique. Il suffit, en effet, de voir une selle pour apprécier sa consistance, à la condition qu'elle soit émise spontanément, sans laxatif ni lavement, et qu'elle ne soit pas mélangée à l'urine.

Quant au transit rapide, il se reconnaît — ainsi que nous l'avons déjà dit — en faisant absorber au malade une certaine quantité de charbon, qui colore la selle en brun. Le temps qui s'est écoulé entre l'absorption du charbon et l'émission de la première selle colorée mesure la durée de la traversée digestive.

Cette recherche très simple permet d'éliminer d'une manière certaine la fausse diarrhée, constituée — malgré son apparence habituelle — par des parties dures et sèches délayées dans un liquide d'exsudation. De telles selles sont fonction de constipation et doivent être soigneusement séparées de la diarrhée.

II. — Diagnostic de la nature fonctionnelle ou inflammatoire de la diarrhée.

La diarrhée peut avoir pour origine un trouble fonctionnel ou une lésion inflammatoire de l'intestin. Le trouble fonctionnel peut porter uniquement sur les contractions du muscle intestinal : c'est la *diarrhée motrice pure*. Il peut intéresser spécialement les sécrétions des glandes de l'appareil digestif : c'est la *diarrhée par insuffisance digestive*. Enfin, le plus souvent, il intéresse en même temps les fonctions motrices et les fonctions sécrétoires : c'est la *diarrhée mixte*.

De ces diarrhées fonctionnelles, il faut séparer celles qui sont l'expression d'une lésion inflammatoire. Or, il existe de véritables *stigmates coprologiques d'une lésion de l'intestin*. Ce sont le mucus, l'albumine dissoute, le pus et le sang. Nous avons déjà appris à connaître ces substances; il suffit donc de rappeler ici leur véritable signification. Elles doivent être recherchées avec soin parce que leur présence permet d'affirmer une lésion de l'intestin et que leur absence plusieurs fois constatée autorise, au contraire, à admettre un simple trouble fonctionnel.

III. — Diagnostic des diverses variétés de diarrhées fonctionnelles.

Les *diarrhées motrices pures* sont celles qui ne s'accompagnent d'aucune insuffisance digestive et d'aucune production anormale de la muqueuse. L'évacuation prématurée a pour cause unique l'exaltation du péristaltisme. Dans ce cas, l'analyse coprologique permet de constater que les selles répondent exactement aux syndromes de localisation qui ont été établis par Goiffon. Les deux types les plus fréquents sont la selle iléale et la selle cæcale, dont nous avons indiqué précédemment les caractères principaux.

Les *diarrhées par insuffisance digestive* sont caractérisées par des selles qui ne présentent que partiellement les caractères des syndromes coprologiques de localisation. Le principal caractère différentiel porte sur la digestion défectueuse d'une ou plusieurs variétés de substances alimentaires. Ainsi, l'insuffisance gastrique se traduit par la présence de fibres conjonctives, l'insuffisance biliaire par l'abondance des acides gras, enfin l'insuffisance pancréatique par le grand nombre des graisses neutres et des fibres musculaires intactes. Le dosage de l'amylase révèle, en outre, la diminution de son pouvoir digestif.

Enfin, la plupart des diarrhées fonctionnelles sont sous la dépendance simultanée de ces deux éléments pathologiques, qui s'engendrent l'un l'autre, réagissent l'un sur l'autre et s'aggravent réciproquement. Ce sont les *diarrhées mixtes.*

IV. — Diagnostic des diverses variétés de diarrhées inflammatoires.

L'inflammation légère de la muqueuse intestinale se traduit par l'apparition dans les selles de mucus. Plus se

INTERPRÉTATION GÉNÉRALE DE L'EXAMEN COPROLOGIQUE SIMPLE

SYNDROME COPROLOGIQUE	EAU	STERCO-BILINE	BILIRUBINE	ODEUR	COULEUR	RÉACTION	FIBRES MUSCULAIRES	CELLULOSE DIGESTIBLE	AMIDON	FLORE IODOPHILE	GRAISSES ACIDES	GRAISSES NEUTRES	TISSU CONJONCTIF	MUCUS
Selle normale	±	+	0	normale	brune	alcaline	±	0	0	0	0	0	0	0
TROUBLES MOTEURS — Selle de constipation	—	+	0	faible	brune	alcaline	±	0	0	0	0	0	0	0
Selle d'évacuation prématurée d'un contenu cœcal normal	+ +	+	0	butyrique	jaune	lég. acide à neutre	±	+	+ +	+ +	±	0	0	0
Selle d'évacuation prématurée d'un contenu normal du grêle	+ + +	—	+ +	fade	jaune rou...	neutre alcaline	+	+ + +	+ +	+	+ +	+ +	0	0
INSUFFISANCES DIGESTIVES — Insuffisance pancréatique	±	±	±	butyrique	jaune pâl...	alcaline	+ + +	+ + +	+ + +	0	±	+ + +	0	0
Insuffisance biliaire	±	0	0	butyrique	blanche	acide	±	0	0	0	+ + +	±	0	0
Insuffisance gastrique	±	+	0	putride	brun foncé	alcaline	±	0	0	0	0	0	+ +	0
RÉACTIONS DE LA MUQUEUSE (COLITES, ENTÉRITES) — Selle de colite avec diarrhée	+ +	+	0	butyrique âcre	brune	alcaline	±	+ +	+	+	0	0	0	±
Selle de colite avec constipation	—	+	0	putride	brun foncé	alcaline	±	0	0	0	0	0	0	+ (ou membr.)
Selle de fausse diarrhée	+ +	+	0	fétide	brun foncé	alcaline	±	0	0	0	0	0	0	±/0
Selle de fermentation	+ +	+	0	aigre	jaune	très acide	±	+ + +	+ + +	+ + + +	0	0	0	
Selle avec ulcération intestinale	moulée ou le plus souvent liquide, avec ou sans leucocytes, avec réaction de Kastle-Meyer positive ou non. Sa caractéristique est la présence d'albumine.													

fragments sont petits et intimement mélangés aux matières, et plus il y a de chances qu'ils proviennent des parties hautes de l'intestin. Lorsqu'il est isolé et forme de véritables membranes qui entourent les fèces, il provient des parties inférieures du gros intestin, et traduit le plus souvent une simple irritation mécanique, sans valeur séméiologique.

Le mucus est donc la signature ordinaire de la colite, mais celle-ci peut exister sans que le mucus se concrète, il reste alors dissous dans le liquide exsudé par la muqueuse profondément enflammée. Cette exsudation anormale renferme des *nucléo-albumines*, précipitables par l'acide acétique. La présence de nucléo-albumines dans les fèces est un signe de colite de gravité moyenne (Labbé et Canat).

La présence d'*albumine soluble* est le signe d'une lésion plus grave et plus profonde; elle traduit une inflammation intense avec ulcération (Goiffon). La constatation de *leucocytes* en quantité notable a la même signification; elle doit faire songer particulièrement au cancer et à la tuberculose (Goiffon).

Enfin, la présence de *sang* dans les selles signifie qu'il y a ulcération en un point du tube digestif. Cette ulcération peut être très superficielle et provoquée, par exemple, par des parasites de l'intestin. Il en résulte que le sang n'a pas toujours une signification aussi grave que l'albumine soluble (M. Labbé).

Dans la pratique, il ne suffit pas de constater la nature inflammatoire de la diarrhée. Il faut aussi préciser le retentissement de cette inflammation sur les fonctions motrices, sur les phénomènes digestifs, enfin sur la flore intestinale.

Lorsque *la colite se complique de diarrhée*, le liquide exsudé par la muqueuse entraîne avec lui d'une façon trop rapide le contenu de l'intestin. L'analyse coprologique montre donc les signes habituels de toute évacuation prématurée, c'est-à-dire la cellulose digestible, l'amidon et la flore iodophile — qui viennent du cæcum — éléments auxquels s'ajoutent les substances sécrétées par la muqueuse enflammée, c'est-à-dire, suivant les cas, le mucus, les nucléo-albumines ou l'albumine soluble.

La colite est souvent la conséquence d'*insuffisances digestives*, qui amènent au cæcum des résidus alimentaires trop nombreux irritant la muqueuse et entraînant son inflammation. L'analyse des selles permet de reconnaître ces insuffisances diastastiques et de les soigner.

Enfin, la *flore intestinale* étant fonction de son contenu, une abondance anormale de substances hydrocarbonées entraîne la prédominance de la flore iodophile et des fermentations, tandis que les résidus trop nombreux de substances albuminoïdes provoquent la pullulation des germes microbiens et le développement des putréfactions. Or, ces fermentations et ces putréfactions jouent un rôle important dans la production de certaines diarrhées.

Il existe en particulier un type spécial de diarrhée, caractérisé par des *fermentations gazeuses hydrocarbonées*, d'une intensité telle que le simple examen de la selle permet de poser le diagnostic. Cette diarrhée peut exister seule ou coexister avec de la colite.

Dans la plupart des inflammations de la muqueuse, le liquide exsudé, étant riche en nucléo-albumines, se putréfie facilement et les selles présentent une réaction alcaline souvent intense.

Cependant, le plus souvent, les fermentations et les putréfactions se produisent simultanément et se neutralisent en partie. La réaction de la elles est salor déterminée par le processus prédominant.

Telles sont les étapes principales du diagnostic de la diarrhée, dont l'analyse coprologique permet de préciser souvent la nature, le siège et la cause. Cependant, malgré les progrès réalisés, plusieurs points obscurs persistent encore et de nouvelles recherches sont nécessaires pour les faire disparaître. « Il n'est jamais de dernière page au livre d'une science » (Widal).

Le tableau (v. p. 52), emprunté à l'ouvrage récent de Goiffon, résume parfaitement les renseignements que fournit l'examen coprologique.

BIBLIOGRAPHIE.

BIANCHI. — Le sort de l'amylase dans le gros intestin (*Archives des mal. de l'app. digestif*, 1921, n° 2).

BRULÉ. — Sur la persistance de la stercobiline malgré l'obstruction du canal cholédoque (*Soc. biologie*, 13 novembre 1920).

BRULÉ et GARBAN. — La recherche de la stercobiline et son intérêt pratique. (*Presse médicale*, 16 juin 1920).

DENÉCHAU. — L'analyse coprologique et ses résultats (*Journal médical français*, 15 octobre 1912).

DENÉCHAU. — Diagnostic coprologique d'une diarrhée subaiguë ou chronique (*Journal médical français*, juin 1919).

GAULTIER. — Précis de coprologie clinique (Baillière, éditeur, 1907).

GOIFFON. — Manuel de coprologie clinique (Masson, éditeur, 1921).

GOIFFON. — Les causes du déficit d'utilisation de l'amidon cuit (*Archives de l'app. digestif*, 1913, n° 8).

GOIFFON. — La localisation coprologique du point de départ d'une diarrhée (*Archives de l'app. digestif*, 1913, n° 1).

GOIFFON. — Diagnostic coprologique des ulcérations du tube digestif (*Presse médicale*, 5 novembre 1913).

GOIFFON. — Le dosage rapide de l'amylase dans les fèces (*Archives de l'app. digestif*, 1911, n° 2).

GOIFFON et ROUX. — Comment interpréter un examen coprologique simple? (*Journal médical français*, juin 1919).

LABBÉ et CANAT. — Valeur pronostique de l'albumine soluble et du sang dans les fèces (*Presse médicale*, 26 septembre 1918).

MATHIEU et ROUX. — *Pathologie gastro-intestinale*, 1re et 2° séries.

MEUNIER. — Diagnostic topographique d'une ulcération du tube digestif (*Presse médicale*, 8 mai 1920).

PRON. — Sur la réaction du sang au pyramidon (*Société de biologie*, 21 juin 1919).

SCHMIDT. — Le diagnostic fonctionnel de l'intestin (traduction Kolbé).

THÉVENON et ROLLAND. — La recherche du sang par le pyramidon (*Journal de pharmacie et de chimie*, 1er juillet 1917 ; *Presse médicale*, 15 août 1918).

URY. — Nouvelles méthodes d'examen des fèces (Analyse des *Archives de l'app. digestif*, 1910, n° 9).

WEILL et DUFOURT. — Valeur pronostique de la présence des pseudo-albumines, des albumines solubles et du sang dans la diarrhée infantile (*Société de médecine de Lyon*, 9 novembre 1920).

CHAPITRE IV

L'EXAMEN RADIOLOGIQUE

L'étude radiologique des différents segments du tube digestif a acquis dans ces dernières années une importance de plus en plus grande, à tel point qu'on ne peut concevoir actuellement d'examen complet en pathologie gastro-intestinale sans un examen radioscopique.

Les travaux ont porté principalement sur la constipation et sur les causes multiples qui peuvent la provoquer. Par contre, la diarrhée a jusqu'ici peu fixé l'attention des radiologues. Les premières recherches sont d'ordre purement expérimental; elles ont été entreprises en 1912 par MM. Aubourg et Lebon pour préciser l'action sur l'intestin de certaines substances purgatives, telles que la phénolphtaléine, le sulfate de magnésie, la rhubarbe et le fiel de bœuf.

L'année suivante, Stierlin a étudié le diagnostic radiologique de la colite ulcéreuse, qui a été précisé ensuite par Jones. En 1917, MM. Florand et Bensaude ont montré l'utilité des rayons X pour la détermination des lésions d'origine dysentérique et, en 1920, M. Carman pour le diagnostic de la tuberculose iléo-cæcale.

Enfin, tout récemment, M. Bisson a consacré à l'étude radiologique des diarrhées un important travail inspiré par M. Bensaude.

D'une manière générale, les renseignements que peut

fournir l'examen radiologique sont assez limités et ne peuvent pas remplacer ceux que donne l'examen coprologique. Les images radioscopiques, en effet, donnent surtout des renseignements d'ordre physique sur les corps interposés sur le trajet des rayons. Dans la cavité abdominale, les parois de l'estomac et de l'intestin restent pour nous invisibles et la radiologie ne peut nous montrer que des images de substances contenues dans le tube digestif. On peut en déduire des renseignements précieux sur la situation, la forme et les dimensions des différents segments de l'appareil digestif.

D'autre part, au point de vue fonctionnel, l'examen radiologique renseigne sur la mobilité du tube digestif et sur la façon dont se fait le transit intestinal. Mais il ne peut pas renseigner sur la cause intime des phénomènes qu'il fait constater. Ainsi, lorsqu'il montre l'exagération de la rapidité du transit de l'intestin, il ne permet pas de préciser la cause de cette exagération. Et lorsqu'il révèle des lésions du gros intestin, il laisse dans l'ignorance complète de la nature même de ces lésions.

Malgré ces lacunes, l'examen radiologique peut fournir des renseignements précieux sur la forme et le fonctionnement de l'appareil digestif. Ces renseignements concernent :

1° Le fonctionnement de l'estomac, qui est l'origine de de certaines diarrhées que nous étudierons ultérieurement;

2° La manière dont se fait la traversée de l'intestin et la durée du transit au niveau de ses différents segments;

3° L'aspect des images radiologiques constatées.

I. — FONCTIONNEMENT DE L'ESTOMAC DANS LES DIARRHÉES D'ORIGINE GASTRIQUE

Le diagnostic de cette curieuse variété de diarrhée n'a pas fait, jusqu'ici, l'objet de recherches radiologiques spéciales, probablement à cause des résultats très précis fournis par l'examen coprologique.

Personnellement, nous avons eu l'occasion d'examiner aux rayons X quatre malades atteints de diarrhée chronique d'origine gastrique. L'un de nos malades présentait depuis deux ans des crises gastriques caractérisées par des douleurs, des brûlures et du ballonnement, survenant deux ou trois fois par mois et durant chacune trois ou quatre jours. Chaque crise s'accompagnait de cinq ou six selles quotidiennes, constituées par des matières molles et acides.

L'examen radiologique montra un estomac très petit, mesurant seulement 14 centimètres de longueur, entièrement rempli par le lait de bismuth, animé de contractions exagérées qui amenèrent l'évacuation totale du contenu en une heure environ. Un deuxième examen à la troisième heure montra que le côlon était entièrement rempli par le bismuth qui dessinait même l'S iliaque. Nous n'avions jamais constaté une telle accélération du transit intestinal !

Dans deux autres cas de diarrhée chronique, plus tenace mais moins fréquente, l'estomac était légèrement allongé et dépassait de quelques centimètres la ligne bi-iliaque ; sa tonicité était à peu près normale et ses contractions avaient leur fréquence et leur intensité habituelles. Cependant l'évacuation du lait de bismuth se fit d'une manière rapide et presque continue, au point d'être entièrement terminée en deux heures. Six heures après son absorption, le bismuth atteignait déjà l'angle splénique.

Un autre type d'évacuation gastrique a été constaté chez une femme atteinte de tumeur du pylore perceptible à la palpation, compliquée depuis quelques mois d'évacuations fréquentes renfermant des glaires mélangées aux matières et des hémorragies occultes.

L'estomac apparut à l'écran dilaté et allongé, avec

effacement complet de la région pylorique; les contractions étaient très faibles et l'évacuation ralentie n'était pas entièrement terminée à la cinquième heure.

Ces quelques exemples permettent de mieux comprendre la pathogénie des diarrhées d'origine gastrique dont la physiologie pathologique varie suivant les cas : évacuation accélérée et active lorsque l'estomac est hypertonique; évacuation également accélérée, mais passive, lorsque l'estomac ne présente pas des contractions exagérées et que sa sécrétion est insuffisante; enfin, lorsque la sécrétion est très déficiente, comme dans le cancer, la diarrhée peut survenir malgré une évacuation ralentie, probablement par suite de l'irritation provoquée sur la muqueuse intestinale par un bol alimentaire trop grossier.

II. — ÉTUDE DE LA TRAVERSÉE DIGESTIVE

Le transit intestinal est accéléré dans la plupart des cas de diarrhée. Ordinairement, cette accélération porte uniquement sur le gros intestin, le passage rapide à travers l'intestin grêle étant tout à fait exceptionnel. M. Bisson a observé cependant quatre cas de diarrhée chronique qui ne présentaient pas d'accélération de la traversée digestive, malgré l'existence de selles nombreuses et liquides. Certains de ces faits sont difficilement explicables, mais pour d'autres on peut invoquer l'existence de lésions limitées à la partie terminale du gros intestin, rectite banale ou dysenterie à prédominance rectale.

Lorsqu'il existe sur l'intestin une lésion limitée, mais située à un niveau assez élevé, l'accélération du transit ne commence qu'au niveau de la lésion et la selle ainsi évacuée prématurément présente les caractères spéciaux au segment intestinal placé immédiatement au-dessus. L'examen radiologique confirme ainsi les résultats fournis par l'examen coprologique.

III. — ASPECT DES IMAGES RADIOLOGIQUES

Dans tous les cas où le transit intestinal est accéléré, M. Bisson a constaté que l'image radiologique observée présentait des caractères particuliers. Le bismuth ne séjournant pas un temps suffisant dans le gros intestin ne remplit pas entièrement sa cavité, de sorte que ses bosselures n'apparaissent pas sur l'écran. On voit s'y dessiner simplement un ruban étroit, de 2 centimètres de large environ, de coloration gris clair et à bords légèrement dentelés. Ce ruban est plus ou moins long suivant les cas; on l'a constaté seulement au niveau du côlon transverse et du côlon descendant; il ne s'observe jamais dans les parties initiales et terminales du gros intestin.

Dans deux cas de diarrhée, M. Bisson a constaté une image radiologique particulière, caractérisée par la présence dans le gros intestin de plusieurs niveaux liquides, surmontés de poches gazeuses volumineuses. Un aspect analogue a été observé par M. Béclère dans l'occlusion lente et incomplète de l'intestin grêle. Sa constatation ne permet donc pas d'affirmer dans tous les cas l'existence d'un obstacle siégeant sur l'intestin.

Enfin, les lésions profondes de la muqueuse intestinale se traduisent par un syndrome radiologique plus complexe, caractérisé par :

1° De la difficulté dans le remplissage du segment malade, difficulté qui relève autant du spasme que des lésions;

2° Une évacuation accélérée de ce même segment, provoquée par la sensibilité excessive dont est douée la partie ulcérée, de sorte que le simple contact du lait de bismuth provoque une évacuation immédiate.

Ce syndrome a été observé par Stierlin dans la colite ulcéreuse, par Carman dans la tuberculose iléo-cæcale, enfin par Bisson dans un cas de colite hémorragique. Sa constatation permet donc d'affirmer l'existence de lésions graves et profondes, mais n'est pas caractéristique de la nature même des lésions.

Pour l'étude de ces images radiologiques, certains auteurs préfèrent employer la méthode du *lavement opaque*. C'est ainsi que Carman emploie de préférence la voie basse pour *dépister la tuberculose du gros intestin*; il reconnaît d'ailleurs que les formes nodulaires échappent d'ordinaire à l'exploration, alors que les formes ulcéreuses et hypertrophiques se trahissent par le défaut de remplissage du segment malade, par une évacuation rapide et parfois par une image lacunaire rappelant celle du cancer.

Un aspect assez analogue a été décrit par MM. Florand et Bensaude dans la *dysenterie amibienne*. Ces auteurs ont constaté que le lavement traversait l'ampoule rectale avec une grande rapidité, et ne dessinait qu'un mince ruban sinueux rappelant les méandres d'un ruisseau. Lorsque la substance opaque est plus considérable, le rectum ne se présente jamais sous l'aspect caractéristique d'une ampoule fortement distendue en forme de cœur de carte à jouer; on observe tantôt une véritable amputation du rectum, tantôt l'absence de la partie supérieure, tantôt enfin la présence totale du rectum, mais sous forme d'une poire de petite dimension, surmontée d'une S iliaque étroite. D'autre part, le rectum et l'S iliaque ont toujours une opacité moindre que le côlon descendant, même lorsque leur contour est nettement dessiné.

De telles images sont presque pathognomoniques de la dysenterie. Elles s'expliquent probablement par l'hyperesthésie de la muqueuse ulcérée, qui ne tolère pas le contact des matières et se comporte vis-à-vis de la substance opaque comme une vessie enflammée vis-à-vis de l'urine en essayant de s'en débarrasser le plus tôt possible.

Ces quelques exemples montrent la nature des renseignements que peut fournir l'examen radiologique. En permettant l'étude du fonctionnement de l'estomac et la mesure de la durée du transit intestinal, en montrant parfois des images radiologiques anormales, il fournit au médecin des renseignements qui s'ajoutent à ceux donnés par les autres procédés d'exploration, et rend ainsi son diagnostic plus précis. Il est donc désirable que les recherches radiologiques se multiplient et se perfectionnent à l'avenir.

BIBLIOGRAPHIE.

AUBOURG et LEBON. — Action sur l'intestin de la phénolphtaléine et de quelques autres substances purgatives (étude radiologique) (*Bulletin de la Société de radiologie médicale de Paris*, janvier 1912).

AUBOURG et LEBON. — Action purgative du sulfate de magnésie, de l'aloès et du séné (étude radiologique) (*Ibidem*, février 1912).

AUBOURG et LEBON. — Examen radiologique de l'estomac et de l'intestin après ingestion de chlorure de sodium, de rhubarbe et de sirop de nerprun (*Ibidem*, mars 1912).

AUBOURG et LEBON. — Action du fiel de bœuf sur l'estomac et l'intestin (*Ibidem*, avril 1912).

BISSON. — Contribution à l'étude radiologique des diarrhées (Thèse de Paris, 1921, n° 252).

CARMAN, Étude radiologique de la tuberculose iléo-cœcale (*The Journal of the american med. assoc.*, 15 mai 1920).

FLORAND et BENSAUDE. — Étude radiologique des lésions recto-coliques dans la dysenterie (*Soc. méd. hôp. Paris*, 27 juillet 1917).

JONES. — L'aspect de la colite aux rayons X (*Archives d'électricité médicale*, novembre 1919).

CHAPITRE V

L'EXAMEN RECTOSCOPIQUE

La rectoscopie est moins souvent pratiquée que la radioscopie ; mais elle donne des renseignements si utiles au point de vue du diagnostic des maladies de la partie terminale du gros intestin, qu'il serait bon de la voir vulgariser davantage.

Les premiers promoteurs en France sont MM. Friedel et Bensaude. Ce dernier a publié l'an dernier un *traité d'endoscopie recto-colique,* appelé à rendre d'inestimables services. Nous lui ferons de nombreux emprunts pour la rédaction de ce chapitre.

On doit admettre, en principe, qu'aucun examen du segment inférieur du gros intestin n'est complet si l'on n'a pas pratiqué la procto-sigmoïdoscopie. On y aura recours particulièrement dans les circonstances suivantes :

1º Chaque fois qu'un malade présentera des symptômes locaux en rapport avec une affection de la partie terminale du tube digestif, tels que : douleurs, ténesme, selles muqueuses, purulentes ou mélangées de sang.

2º Lorsqu'il y aura perte de sang par l'anus.

3º Quand des troubles intestinaux chroniques surviennent, vers la quarantaine, chez un sujet jusque-là bien portant.

4° Au cours d'une diarrhée chronique ne cédant pas aux traitements habituels.

5° Toutes les fois que l'état général du malade fait soupçonner un cancer sans que des symptômes précis en indiquent le siège.

6° Enfin, chaque fois qu'on sera en présence d'une occlusion intestinale dont l'origine est obscure.

Telles sont les indications de la rectoscopie formulées par M. Bensaude. Laissant complètement de côté celles qui s'écartent du cadre de cet ouvrage, nous allons exposer simplement les renseignements utiles que l'examen rectoscopique fournit pour le diagnostic des diarrhées chroniques.

Les deux causes principales, intéressant la partie terminale du gros intestin, qui peuvent les provoquer, sont les affections dysentériques et les recto-colites.

a. **Affections dysentériques.** — La rectoscopie peut fournir des indications utiles avant comme après l'examen des selles, celui-ci fût-il positif ou négatif.

Avant l'examen des selles, le rectoscope permet d'éliminer toutes les affections qui simulent la dysenterie, telles que le cancer, la polypose, les hémorroïdes et la tuberculose.

Lorsque l'examen rectoscopique ne révèle que des lésions d'inflammation catarrhale simple, on n'est pas en droit d'écarter le diagnostic de dysenterie, parce que les lésions peuvent se trouver hors de la portée de l'instrument. Par contre, lorsqu'on se trouve en présence de lésions hémorragiques, érosives ou ulcéreuses, à fausses membranes, on peut affirmer la dysenterie ou un état dysentériforme. On comprend ainsi toute la valeur de l'examen rectoscopique dans les formes larvées et dans les formes sporadiques ; il met sur la voie du diagnostic, alors que sans lui rien ne ferait songer à la dysenterie.

Lorsque l'examen des selles est positif, et qu'il s'agit,

par exemple, d'une dysenterie amibienne, la rectoscopie montre l'intensité des lésions ; elle permet de suivre leur évolution, de formuler un pronostic et de contrôler l'effet du traitement.

Enfin, *lorsque l'examen des selles est négatif*, le rectoscope sert à faire des prélèvements sur les lésions elles-mêmes, ce qui permet de découvrir plus sûrement l'agent pathogène qui aurait échappé à un examen microscopique des selles.

En résumé, la rectoscopie rend des services indiscutables dans le diagnostic des dysenteries et mérite une meilleure place que celle qui lui est accordée actuellement (Bensaude).

b. **Recto-colites.** — La muqueuse perd sa coloration normale, uniformément rose, lisse et brillante ; elle devient rouge et boursouflée, sèche et vernissée ; sur ce fond rouge se détache, par endroits, un piqueté hémorragique. Toute la muqueuse saigne spontanément quand on la touche avec le rectoscope.

Lorsque l'inflammation est plus intense, la muqueuse présente de petites érosions qui ont été bien décrites par M. Friedel : « Si l'on pouvait regarder la muqueuse à la loupe, on verrait que le sang provient de toutes petites érosions, grosses comme une tête d'épingle, punctiformes, des gouttelettes de sang suintent alors de la muqueuse, comme on voit la sueur perler sur le front. »

A un degré plus accentué apparaissent les ulcérations. Elles se localisent de préférence sur les plis de la muqueuse et prennent de ce fait un aspect souvent ovalaire et allongé ; elles sont fréquemment recouvertes d'une couche de muco-pus ou même d'un véritable exsudat blanchâtre. Après nettoyage, on met à nu les ulcérations ; celles-ci sont ordinairement ovalaires, à bords un peu irréguliers et taillés à pic ; elles sont entourées d'un mince liséré rouge, et leur fond granuleux saigne facilement.

Dans les cas anciens, la muqueuse se couvre de saillies de forme et de volume variables ; ce sont tantôt de simples granulations, tantôt des excroissances analogues à de petites verrues ou à des bourgeons charnus, tantôt enfin de grosses masses végétantes qui forment à l'intérieur de l'intestin de vraies tumeurs.

Ainsi l'examen rectoscopique permet d'indiquer exactement l'étendue des lésions inflammatoires qui intéressent le rectum et l'S iliaque, d'apprécier l'intensité de ces lésions, et de déterminer si la muqueuse présente une inflammation simple, des érosions ou des ulcérations. Malheureusement la nature des lésions constatées reste le plus souvent difficile à déterminer, leur aspect n'est pas caractéristique et une biopsie est souvent nécessaire.

Le rectoscope rend facile cette petite intervention, en permettant de sectionner, sous le contrôle de la vue, à l'aide d'une pince de Brunnings, un petit fragment de la muqueuse dont on pratiquera ensuite l'examen histologique.

Enfin, à la valeur diagnostique de la rectoscopie s'ajoute son utilité au point de vue thérapeutique; nous y reviendrons ultérieurement.

BIBLIOGRAPHIE.

ANTOINE. — Les recto-colites graves (Thèse de Paris, 1919, n° 113).

BENSAUDE. — Traité d'endoscopie recto-colique. Rectoscopie. Sigmoïdoscopie (Masson, éditeur, 1919).

CARLES et FROUSSARD. — Les lésions recto-coliques de la dysenterie amibienne ; leur étude sur le vivant par l'examen recto-sigmoïdien (*Presse médicale*, 15 mars 1917).

CARNOT, FRIEDEL et FROUSSARD. — Polypose recto-sigmoïdienne guérie par les pansements locaux au chlorure de magnésium (*Paris médical*, juin 1919, n° 25).

EWALD. — L'hypersécrétion nerveuse du mucus et remarques sur l'emploi de la rectoscopie (Analyse de la *Presse médicale*, 1918, n° 56).

FRIEDEL. — La dysenterie amibienne chronique et son traitement (*Archives des mal. de l'app. digestif*, 1913, n° 3).

FRIEDEL. — Les recto-colites hémorragiques érosives et leur traitement (*Archives des mal. de l'app. digestif*, 1914, n° 7).

PAMBOUKIS. — Rectoscope électro-optique (*Presse médicale*, 7 Janvier 1920).

I

LES DIARRHÉES FONCTIONNELLES
OU DYSPEPTIQUES

J. — LES DIARRHÉES D'ORIGINE GASTRIQUE

Ce titre surprendra peut-être quelques lecteurs, trop enclins à considérer isolément les différents segments de l'appareil digestif, et à attribuer à chacun des fonctions absolument différentes. Pour eux, les vomissements sont toujours d'origine gastrique et la diarrhée est toujours d'origine intestinale.

Cette conception trop simpliste ne correspond pas à la réalité. Sans doute, chaque segment du tube digestif a sa tâche spéciale, mais il ne peut la remplir d'une manière satisfaisante que si les segments voisins remplissent eux-mêmes la leur. Il existe donc entre l'estomac et l'intestin une association fonctionnelle si étroite que les troubles de l'un retentissent presque infailliblement sur l'autre. Ainsi apparaît la possibilité de la diarrhée d'origine gastrique.

Avant de la décrire en détail, il nous paraît indispensable d'étudier les différentes réactions par où s'accuse la *synergie gastro-colique*. Nous prendrons pour guide dans cette étude préalable l'excellente leçon consacrée par M. Lœper aux « *réactions gastro-coliques* » (*Leçons de Path. dig.*, 3ᵉ série, 1914, XII).

Les réactions coliques se produisent surtout au cours de la digestion. On les voit chez les individus sains, à la suite d'une alimentation anormale, irritante ou excessive ; chez les débilités du ventre, elles apparaissent sous l'influence de causes diverses et souvent minimes.

Chacun connaît l'action presque immédiate sur le fonctionnement intestinal d'un verre d'eau froide pris à jeun. Dans un ordre d'idées inverse, nul n'ignore l'effet empêchant, au moins momentané, produit sur l'intestin relâché par l'absorption d'une simple infusion très chaude.

Certains sujets ne peuvent aller à la selle qu'après un repas. L'action laxative varie suivant la composition du repas : les mets salés ou épicés ont un effet évident ; les liquides agissent plus que les solides et les aliments glacés en particulier provoquent souvent la diarrhée.

Ces effets ne se produisent pas chez tous les individus ; et cependant chez tous l'introduction d'un aliment ou d'une boisson quelconque déclenche automatiquement le fonctionnement du gros intestin. L'examen radiologique permet de voir ces contractions coliques, et de mesurer leur intensité. Il suffit de faire absorber à un individu sain une certaine quantité de bismuth douze heures avant l'examen, de manière à remplir partiellement le côlon. On lui fait boire une tasse de lait, et, une demi-heure plus tard, on pratique un deuxième examen : on constate que les contractions du côlon sont plus fréquentes, plus profondes, plus efficaces, et l'on voit sous les yeux progresser la colonne de bismuth.

La radiographie montre que l'action excitante des aliments varie beaucoup, d'une part suivant leur nature, d'autre part suivant la susceptibilité des sujets.

Tandis que la réaction physiologique se traduit par une simple contraction de l'intestin décelable seulement aux rayons X, la réaction pathologique qui se produit chez les malades provoque des douleurs et de la diarrhée.

Les *douleurs* affectent le caractère de crampes, de tension, de contractions douloureuses ; elles se produisent environ une heure après les repas et se localisent de préférence dans la fosse iliaque droite et dans la région sous-hépatique. Ces douleurs représentent, suivant l'expression de M. Lœper, une réaction incomplète et avortée du côlon. Lorsque la réaction est plus intense, elle provoque la *diarrhée* que nous allons maintenant étudier.

Nous passerons successivement en revue, au cours de ce chapitre :

1° La description de la diarrhée ;
2° Ses conditions étiologiques ;
3° Son mécanisme pathogénique ;
4° Son diagnostic clinique, chimique, coprologique et radiologique ;
5° Son traitement.

I. — Description clinique.

La diarrhée d'origine gastrique a d'ordinaire un *début brusque*, caractérisé par l'ensemble de symptômes que l'on a coutume de grouper sous le nom d'*indigestion*. Celle-ci est constituée par des malaises gastro-intestinaux qui aboutissent rapidement au rejet des substances alimentaires ingérées, soit par des vomissements, soit plus souvent par de la diarrhée.

L'indigestion peut être unique; plus souvent, elle se répète plusieurs fois à de courts intervalles et laisse après elle une sensibilité anormale de tout l'appareil digestif, qui explique les évacuations fréquentes, impérieuses et liquides, que le malade va présenter d'une manière habituelle.

Ces évacuations surviennent parfois dès les premières bouchées ingérées; plus souvent, elles ne se produisent qu'une demi-heure ou une heure après la fin du repas; elles sont parfois précédées de crampes et de douleurs, qui se localisent de préférence sur le cæcum et le côlon transverse.

Tantôt il s'agit d'une selle moulée, presque normale, mais qui est suivie rapidement d'autres selles plus liquides; tantôt, au contraire, l'évacuation est presque liquide, très abondante, jaunâtre, mousseuse et fétide; elle peut être unique ou répétée, et l'on voit des malades obligés d'aller à la garde-robe cinq ou six fois dans l'heure qui suit le repas.

A côté de ce type de *diarrhée prandiale*, qui, nous le verrons, s'observe surtout chez les *hypochlorhydriques*, il en existe un autre, caractérisé par son apparition soit pendant la nuit, soit le matin à jeun, de telle sorte que ses rapports avec les repas sont moins apparents. Un de nos malades, atteint d'un ulcère juxtapylorique, présenta, après sa guérison, une diarrhée chronique qui dura trois mois et qui se manifesta par quatre selles quotidiennes, survenant assez régulièrement, la première vers trois heures de la nuit, deux autres dans la matinée et la dernière à neuf heures du soir. La médication acide ne donna aucune amélioration, tandis que les alcalins eurent un effet favorable. C'est ainsi que les antécédents des malades, joints à l'épreuve thérapeutique, permettent de différencier cette forme de la précédente.

Elle présente d'ailleurs quelques autres particularités qui dépendent de l'*exagération de la sécrétion gastrique*. Survenant, en effet, chez des hyperchlorhydriques, elle est ordinairement douloureuse, s'accompagne d'une sensibilité anormale de la région épigastrique, de crampes et de brûlures au niveau de l'estomac, enfin de coliques péri-ombilicales ou cæcales. En raison même de ces phénomènes douloureux, elle entraîne rapidement de l'épuisement nerveux, de l'asthénie, une lassitude extrême et enfin un véritable état neurasthénique.

Mais l'hyperchlorhydrie n'est pas toujours chronique et permanente. Elle se manifeste souvent par des *crises*

paroxystiques espacées, provoquant soit des vomissements seuls, soit des vomissements et de la diarrhée, soit
enfin de la diarrhée seule. Cette diarrhée se présente
alors avec des caractères particuliers ; elle apparaît à
l'heure ordinaire de la crise d'hyperchlorhydrie, et surtout vers le milieu de la nuit. Elle est précédée par de
violentes douleurs gastriques qui cessent au moment où
se produit l'évacuation. Celle-ci est composée de matières
liquides, aqueuses et acides; elle est souvent unique;
quelquefois, cependant, elle se renouvelle le lendemain
après le repas. Elle laisse toujours après elle une sensation de dépression nerveuse très accusée et souvent un
état nauséeux qui rappelle le mal de mer.

M. Lerat, qui a consacré sa thèse à l'étude de la *diarrhée
des hyperchlorhydriques* sous l'inspiration du Dr Surmont (de Lille), rapporte l'observation typique d'un
officier sujet à des crises de diarrhée nocturne qui le lais-
saient dans un état syncopal et se reproduisaient assez
souvent pour qu'il songeât à quitter l'armée. Il n'accu-
sait aucun trouble digestif habituel, et seul le tubage
révéla son hyperchlorhydrie. Elle était assez élevée, ainsi
que le prouvent les chiffres suivants :

$$H = 0;125 \qquad T = 0;594$$
$$C = 0;125 \qquad A = 0;280$$
$$F = 0,344$$

Or la diarrhée disparut en quelques semaines par le
traitement de l'hyperchlorhydrie à l'aide du régime et du
bicarbonate. Ainsi fut établie par l'épreuve thérapeutique
la véritable origine de cette diarrhée, rebelle jusqu'alors
aux différentes médications essayées.

II. — Conditions étiologiques.

Toutes les gastropathies peuvent se compliquer de
diarrhée; pour cela il n'est pas nécessaire qu'elles se

manifestent bruyamment par des symptômes graves; elles peuvent être légères, plus ou moins latentes, ne se démasquant pas directement par des signes objectifs ; un chimisme anormal pratiqué par hasard est quelquefois leur seule manifestation.

D'une manière générale, les états gastriques qui provoquent plus volontiers la diarrhée sont :

1° Les *gastropathies d'origine sensitive*, caractérisées par une hyperesthésie de la muqueuse gastrique et du plexus solaire...

2° Les *troubles sécrétoires, par défaut ou par excès.* — La diarrhée est particulièrement fréquente dans l'hypochlorhydrie et dans l'achylie gastrique. Vanderhoof admet que 18 p. 100 des anachlorhydriques ont de la diarrhée et Urrutia (de Madrid), qui base son opinion sur 143 examens chimiques, prétend que 38 p. 100 des achyliques ont de la diarrhée franche et 20 p. 100 ont une tendance à la diarrhée.

En France, c'est Soupault qui a le premier établi les rapports étroits existant entre la diarrhée chronique et l'insuffisance du suc gastrique. A la suite de ses communications à la Société médicale des hôpitaux en 1901 et à la Société de thérapeutique en 1902, tous les auteurs ont admis que la diarrhée est l'apanage fréquent des hypochlorhydriques : « La diarrhée habituelle appartient à certaines formes d'hypopepsie intense ou d'apepsie » (Hayem). « Une diarrhée chronique peut être incurable parce qu'elle se relie à une insuffisance gastrique préexistante; il est d'autant plus nécessaire de reconnaître ce symptôme que le désordre sécrétoire gastrique domine le trouble intestinal et qu'il suffit d'augmenter la teneur du suc gastrique en HCl pour voir disparaître les selles diarrhéiques » (J.-Ch. Roux). « De même que la constipation, la diarrhée peut s'observer aussi bien chez les hyperchlorhydriques que chez les hypochlorhydriques, mais elle est bien plus fréquente chez ces derniers » (G. Lyon).

Dans l'hyperchlorhydrie, la réaction habituelle de l'intestin est la constipation avec spasme du côlon et parfois entéro-colite. Cependant la diarrhée peut s'observer, soit d'une façon paroxystique, soit d'une façon habituelle. Bouveret a ainsi décrit, dès 1893, la diarrhée paroxystique : « Quelques crises gastriques douloureuses prennent fin à la suite de plusieurs selles diarrhéiques. Dans ce cas, c'est par le pylore que l'estomac se débarrasse d'un chyme trop acide. Ce chyme excite l'intestin comme il excitait l'estomac; delà l'exagération du péristaltisme intestinal. » Cette diarrhée des hypochlorhydriques a été surtout étudiée par Surmont (de Lille) et son élève Lerat qui ont établi sa fréquence relative, ses modalités cliniques, son mécanisme et sa thérapeutique.

3º Aux troubles sensitifs et sécrétoires nous devons ajouter comme cause possible de diarrhée les *troubles moteurs*. M. Lœper les considère comme très fréquents chez les malades atteints de diarrhée prandiale : « Ce sont, dit-il, des dilatés et des atones plus que des hypertoniques; je n'ai pas souvent constaté de rapport précis entre les variations de la sécrétion gastrique et la fréquence de la diarrhée prandiale; par contre, la dilatation, la dislocation, l'atonie et même la ptose vraie sont presque constantes et attestées par l'examen radioscopique. » Cette opinion de M. Lœper nous semble exagérée, et personnellement nous n'avons observé que bien rarement de la diarrhée chez les malades — si nombreux pourtant — atteints de ptose gastrique, souvent compliquée de chute de l'intestin et d'abaissement du rein. Les rares cas où nous l'ayons constatée concernent les dilatations atoniques de l'estomac ayant provoqué de l'hypersécrétion à jeun. Nous croyons que c'est cette hypersécrétion et non l'atonie qui est alors la cause provocatrice de la diarrhée. D'ailleurs, si l'hypersécrétion à jeun est presque de règle dans la dilatation atonique de l'estomac (voir notre article des *Archives de l'app. dig.*, 1918), la diarrhée est par contre tout à fait exceptionnelle.

III. — Mécanisme pathogénique.

La diarrhée gastrogène a pour cause habituelle l'*évacution trop rapide de l'estomac*, et le passage dans l'intestin d'un bol alimentaire qui, n'ayant pas subi une digestion suffisante, y provoque une action irritante. Cette évacuation prématurée de l'estomac dépend elle-même d'un fonctionnement défectueux du sphincter pylorique, qui normalement règle le passage du bol alimentaire de l'estomac dans le duodénum.

Il en résulte la nécessité d'exposer d'abord brièvement le jeu physiologique du pylore, afin de pouvoir comprendre les perturbations qui se produisent à l'état pathologique.

A. **Contrôle acide du pylore**. — Cette formule de Cannon résume bien le mécanisme qui régit le passage des aliments de l'estomac dans l'intestin, tel qu'il a été établi par les belles recherches expérimentales de Pawlow.

Grâce à sa tonicité, le pylore reste fermé au moment de l'ingestion des aliments et résiste aux contractions péristaltiques qui les poussent vers lui, mais dès que l'HCl est arrivé à l'état libre, il se produit un relâchement de son sphincter à la faveur duquel se fait, sous l'influence de ces mêmes contractions, un premier passage du chyme acide dans le duodénum. Or l'acide arrivé au contact de la muqueuse duodénale a pour effet de maintenir fermé l'orifice pylorique, ce qui lui permet de résister aux contractions qui se continuent dans l'antre et en outre de provoquer la sécrétion pancréatique alcaline. A cette sécrétion s'ajoutent bientôt la bile et le suc intestinal. Ces trois sécrétions alcalines neutralisent le chyme acide et c'est seulement quand cette neutralisation s'est produite que se fait la sortie d'une nouvelle portion acide du contenu de l'estomac.

Cette théorie du contrôle acide du pylore repose sur les expériences de Pawlow, reprises et complétées par Cannon. Ce serait sortir du cadre de cette étude que de les exposer en détail. Nous nous bornerons donc à une simple énumération des arguments présentés par Cannon.

I. *La présence d'acide dans l'estomac détermine l'ouverture du pylore.* — Quatre ordres d'arguments viennent à l'appui de cette assertion :

1º Le retard dans l'apparition de l'HCl libre retarde le début de l'évacuation gastrique;

2º En avançant le moment d'apparition de l'HCl libre, on avance le début de l'évacuation gastrique ;

3º L'apparition de l'acide dans l'antre pylorique précède de peu le début de l'évacuation gastrique;

4º L'acide chlorhydrique détermine l'ouverture du pylore sur un estomac isolé.

II. *La présence d'acide dans le duodénum maintient l'occlusion du pylore.* — Les preuves à l'appui de cette assertion sont de trois ordres :

1º La présence d'acide dans le duodénum arrête l'évacuation de l'estomac ;

2º L'absence des sécrétions alcalines normales dans le duodénum retarde l'évacuation gastrique ;

3º En détruisant la continuité de l'estomac et du duodénum, l'évacuation gastrique se fait plus rapidement.

Ainsi donc, voici tout un faisceau de preuves qui doivent servir de fondement à la théorie du contrôle acide du pylore. Bayliss et Starling l'ont formulée d'une manière presque identique sous le nom de *loi de l'intes-*

tin : « La paroi intestinale, disent-ils, est le siège d'un réflexe local en vertu duquel une excitation en un point donné détermine au-dessus une contraction du muscle et en dessous un relâchement. » L'action de l'acide sur la muqueuse des deux| faces du pylore coïncide parfaitement avec cette loi, puisque l'acide mis en contact avec la muqueuse pylorique dans l'estomac détermine un relâchement du sphincter qui est au-dessous (réflexe gastrique) et que, mis en contact avec la muqueuse pylorique, dans le duodénum il détermine une contraction du sphincter sus-jacent (réflexe duodénal).

B. Fonctionnement du sphincter pylorique dans l'hyperchlorhydrie. — L'excès de sécrétion chlorhydrique modifie les deux réflexes qui règlent le fonctionnement du pylore.

D'une part, le réflexe gastrique d'ouverture est retardé parce que l'excès de HCl ralentit ou supprime les contractions pyloriques. Pawlow a montré en effet que, si on fait à un chien une fistule gastrique et si on introduit par cette fistule un liquide très acide, les mouvements spontanés de l'estomac cessent aussitôt.

D'autre part, lorsque le chyme hyperacide finit par franchir le pylore, il provoque de même une inhibition des mouvements péristaltiques du duodénum (expérience de Lerat). La neutralisation de ce chyme est en outre plus longue à se produire, ce qui retarde l'ouverture du pylore.

Les conséquences qui en résultent au point de vue clinique sont, du côté gastrique, la lenteur de l'évacuation et, du côté intestinal, la constipation spasmodique.

Tels sont les effets normaux et habituels de l'hyperchlorhydrie. La production de la diarrhée suppose donc un certain degré d'insuffisance pylorique.

M. Lerat s'est attaché à établir dans sa thèse la réalité de cette *insuffisance pylorique*, qui est la condition même de la diarrhée.

Cette insuffisance, dit-il, est prouvée par trois ordres de faits :

1° L'existence de selles lientériques ;

2° La faible quantité de liquide retirée parfois de l'estomac après repas d'épreuve ;

3° La suppression de la constipation et l'apparition fréquente de la diarrhée après la gastro-entérostomie.

Le mécanisme de sa production est assez obscur, mais il est probable qu'il s'agit d'une inhibition nerveuse.

Quant à la diarrhée, elle résulte directement de cette insuffisance pylorique qui permet un brusque afflux de chyme hyperacide dans le duodénum. Ce chyme y provoque un double effet : hypersécrétion aqueuse au niveau de l'intestin et exagération du péristaltisme intestinal. Grâce à ce double processus, il reste peu en contact avec la muqueuse de l'intestin et n'a pas le temps de provoquer des phénomènes inflammatoires.

En somme, il faut considérer les réactions de l'intestin vis-à-vis de l'estomac hyperchlorhydrique comme étant toujours des réactions de défense, aussi bien lorsqu'il s'agit de diarrhée que lorsqu'il s'agit de constipation. Dans la forme vulgaire, l'intestin se défend contre l'introduction du chyme hyperacide en espaçant les éclusées pyloriques, et la constipation en est la conséquence ; mais, si ce mode de défense est inefficace pour une raison quelconque, l'intestin se défend en expulsant et en diluant le chyme hyperacide qui a forcé la porte (Surmont et Lerat).

C. Fonctionnement du sphincter pylorique dans l'hypochlorhydrie. — Nous avons dit précédemment que c'est l'acidité du contenu stomacal qui règle le passage du bol alimentaire de l'estomac dans l'intestin. Si cette acidité est trop faible, le pylore ne peut plus exercer son rôle régulateur parce que le réflexe duodénal est par le fait même supprimé. C'est en effet la présence d'acide dans le duodénum qui déclenche l'occlusion du pylore et la maintient jusqu'à la neutralisation du chyme.

Dans l'hypochlorhydrie, le chyme est peu acide, de sorte que sa neutralisation est très rapide ; il en résulte l'ouverture presque instantanée du pylore, le passage d'un nouveau bol alimentaire mal élaboré, et souvent la diarrhée.

La suppression du contrôle acide du pylore est donc la cause essentielle de la diarrhée des hypochlorhydriques. Comme causes adjuvantes, il faut signaler l'irritation mécanique produite sur la muqueuse intestinale par un bol alimentaire mal élaboré et par les produits putrescibles qu'il renferme. Il faut faire intervenir aussi l'action du système nerveux qui donne aux évacuations un caractère impérieux.

D. A côté des diarrhées d'origine sécrétoire ayant pour origine un fonctionnement défectueux du sphincter pylorique, il existe une variété particulière de diarrhées qui ont leur point de départ dans une sensibilité anormale de l'appareil digestif. Elles proviennent de l'exagération du phénomène physiologique suivant lequel la réplétion de l'estomac agit sur la contractilité du gros intestin (réflexe gastro-colique). Il s'agit, dit Füld, qui les a décrites en 1912, « de troubles du mécanisme réflexe gastro-intestinal, mécanisme fort complexe composé d'un système de facteurs mécaniques, chimiques et psychiques agissant sur la motricité et les sécrétions intestinales. A l'état normal, ce mécanisme se trouve en équilibre stable, desorte qu'un trouble survenant en un point donné est contre-balancé par une action régulatrice en un autre point. Chez le diarrhéique aussi bien que chez le constipé, l'état morbide résulte de l'insuffisance de ces mécanismes régulateurs et le but d'une thérapeutique rationnelle est de rétablir l'équilibre en agissant sur ce mécanisme régulateur. La diarrhée résultant du contact des aliments avec la muqueuse gastrique, il faut diminuer la sensibilité de cette muqueuse... » Cette théorie ingénieuse est la base d'une thérapeutique spéciale qui nous a souvent donné d'heureux résultats.

IV. — Diagnostic.

I. Diagnostic clinique. — Le principal caractère permet tant de soupçonner l'origine gastrique d'une diarrhée est constitué par le moment de son apparition.

La diarrhée de l'hypochlorhydrique est une *diarrhée prandiale*, provoquée par le repas et survenant dans les heures qui le suivent. Ce caractère n'est d'ailleurs pas pathognomonique, car il se retrouve dans la plupart des diarrhées d'origine biliaire.

Par contre, la diarrhée de l'hyperchlorhydrique apparaît principalement pendant la nuit et dans les premières heures de la matinée.

D'autre part, les fèces provenant d'une évacuation hâtive de l'estomac ne renferment ordinairement ni mucus, ni sang, ni pus; ces éléments surajoutés sont l'apanage habituel des inflammations de l'intestin. Cependant ce caractère n'est pas absolu pour deux motifs : d'abord, parce qu'une diarrhée purement fonctionnelle au début entraîne souvent à la longue un état inflammatoire de l'intestin et se traduit alors par des selles muqueuses ou hémorragiques, ensuite parce que certaines dyspepsies intestinales se manifestent aussi par de la diarrhée purement fonctionnelle.

Nous sommes ainsi amenés à cette conclusion : l'examen clinique permet de soupçonner l'origine gastrique d'une diarrhée, mais il ne peut l'affirmer. Il faut donc la compléter par l'examen chimique, et surtout par l'examen coprologique.

II. Diagnostic chimique. — Repose sur le tubage de l'estomac à jeun et sur l'analyse du repas d'épreuve.

Chez les sujets normaux, l'estomac est vide le matin. Il suffit donc de constater *du clapotage à jeun* et de retirer de l'estomac une certaine quantité de liquide pour pouvoir affirmer un fonctionnement défectueux de cet organe. Ce liquide est habituellement acide et traduit une hypersécrétion de la muqueuse. Cette hypersécrétion a pour cause habituelle un ulcère de la région pylorique ; cependant elle est parfois liée simplement à de l'atonie gastrique, ainsi que nous l'avons établi précédemment.

Le *repas d'épreuve* permet de déceler d'une manière plus précise les anomalies de la sécrétion. L'excès de sécrétion caractérise l'hyperchlorhydrie et l'hyperacidité ; son défaut traduit l'hypochlorhydrie et l'hypoacidité ; enfin son absence totale est la signature de l'achlorhydrie et de l'achylie.

Dans tous les cas, le chimisme doit être interprété d'une manière rationnelle. Il existe en effet souvent des troubles évolutifs de la sécrétion gastrique, qui peuvent induire en erreur et faire méconnaître par exemple une hyperchlorhydrie précoce ou tardive. Ainsi s'expliquent la plupart des cas de chimisme paradoxal que nous avons observés (*Arch. app. dig.*, 1918).

III. **Diagnostic coprologique.** — Constitue la méthode la meilleure pour reconnaître l'origine gastrique d'une diarrhée.

L'examen des fèces permet en effet de déterminer d'une manière sûre l'activité de la digestion gastrique en en faisant constater *de visu* les résultats. Il montre le travail effectué et révèle le déficit dans son ensemble. Ses résultats sont plus certains que ceux de l'analyse chimique ; mais, par contre, ils sont moins précis. Si un déficit est constaté, c'est *un déficit global*. Il peut être dû soit à une insuffisance des sécrétions, soit à une évacuation prématurée de l'estomac. L'analyse coprologique ne donne pas de solution à ce problème pathogénique dont l'intérêt est d'ailleurs plus théorique que pratique.

L'insuffisance gastrique se traduit à l'examen coprologique par deux signes principaux décrits par Schmidt, et par quelques signes accessoires découverts par Goiffon. Nous allons les passer en revue succinctement.

1° *Non-digestion du tissu conjonctif cru*. — Le suc gastrique es⁺ le seul suc digestif capable de digérer le tissu conjonctif cru. Aussi « la présence de tissu conjonctif macroscopique dans les selles après le régime d'épreuve est-elle un signe aussi simple que certain, prouvant que l'estomac est insuffisant pour le travail qui lui est demandé équitablement » (Schmidt).

La valeur clinique de ce signe a été vérifiée maintes fois ; Goiffon ne l'a jamais vu en défaut et a fait remarquer son accord parfait avec les données cliniques et avec les analyses du contenu gastrique après repas d'épreuve. Dans la plupart des cas, le chimisme montre de l'hypoacidité et de l'achylie. Parfois on constate un taux assez élevé de HCl. L'insuffisance gastrique s'explique alors par une évacuation prématurée de l'estomac.

2° *Constatation de microbes spéciaux prédominants dans la selle et provenant de l'estomac*. — Ces microbes sont les levures, les sarcines et les bacilles longs. Schmidt a prouvé en effet que ces microorganismes ne peuvent pas pulluler directement dans l'intestin ; ils proviennent toujours de l'estomac où il est possible de les retrouver.

Ils jouent un rôle important dans les processus de décomposition subis par les aliments pendant leur traversée digestive. La mauvaise digestion des albuminoïdes fournit à l'intestin des matériaux putrescibles qui donnent aux selles une réaction neutre ou alcaline. Von Tabora considère cette putréfaction comme un phénomène constant. Schmidt, tout en reconnaissant sa fréquence, pense que le déficit gastrique peut engendrer aussi des fermentations intestinales. Tout dépend de la nature du trouble intestinal secondaire du déficit gastrique; si le pancréas est atteint, il y aura putréfaction ; si l'intestin grêle est intéressé, il y aura fermentation.

« Les entéropathies gastrogènes ne sont donc pas uniformes même dans le sens de la nuance des processus de décomposition : il y a tantôt de la putréfaction, tantôt de la fermentation et la flore fécale particulière s'adapte à ces états différents » (Schmidt).

3° *Fragments de pommes de terre et de carottes visibles à l'œil nu.* — La pectine, substance qui soude entre elles les cellules végétales, se dissout au contact du suc gastrique d'une manière analogue au tissu conjonctif animal. Il en résulte que, si l'acidité gastrique est insuffisante, des résidus macroscopiques de pommes de terre et de carottes se retrouvent dans les selles.

« Nous avons, écrit Goiffon, si souvent noté cette coexistence entre l'apparition de fragments macroscopiques de légumes pulpeux avec l'insuffisance gastrique, que nous considérons ce signe comme très précieux en pratique. »

L'épreuve de la carotte a de l'intérêt pour les praticiens qui ne peuvent faire de manipulations de laboratoire : il suffit de faire ingérer au malade des carottes cuites et de rechercher leur apparition dans les selles, où elles se reconnaissent très facilement grâce à leur couleur.

4° *Fragments musculaires.* — Dans certaines diarrhées particulièrement graves, on peut apercevoir à l'œil nu, après dilution fécale, de petits éléments brunâtres constitués par des fibres musculaires intactes. Cette constatation est d'ailleurs assez rare, parce qu'elle suppose que le déficit gastrique s'est compliqué de déficit pancréatique.

Plus fréquemment, on voit dans les fèces des amas musculaires microscopiques ayant conservé de belles stries transversales.

La constatation de ces amas est pour Goiffon un signe d'insuffisance gastrique. Ce qui donne à ce signe une grande valeur pratique, c'est qu'il se rencontre après ingestion de viande crue ou cuite. Malheureusement, il est moins sensible que celui de Schmidt. Si on constate, en effet, une insuffisance gastrique toutes les fois qu'on trouve au microscope de ces amas musculaires assez nombreux, on ne peut compter les trouver chaque fois qu'il existe une insuffisance gastrique ; le tissu conjonctif cru peut passer intact dans les matières alors que les fibres musculaires sont complètement digérées.

5° *Cristaux d'oxalate de chaux dans les cellules végétales.* — Les fèces peuvent renfermer des cristaux d'oxalate provenant de l'alimentation ou s'étant formés dans l'organisme; la présence de ces cristaux n'a pas de valeur diagnostique. Il en va tout autrement quand on les retrouve dans l'intérieur même des cellules où ces cristaux se sont formés. Il est alors certain qu'ils n'ont rencontré aucun acide capable de les dissoudre.

« En présence de tels cristaux, on peut donc affirmer que la membrane végétale qui les renferme n'a pas baigné dans un suc gastrique acide. On peut alors penser que peut-être la sécrétion chlorhydrique de l'estomac est insuffisante » (Goiffon).

6° *Présence de parasites intestinaux.* — Ceux que l'on observe le plus souvent sont l'*Amœba coli*, le *Trichomonas intestinalis* et le *Lamblia*. Il est assez vraisemblable que ces germes ne peuvent pénétrer dans l'intestin que lorsque l'estomac leur oppose une barrière insuffisante.

En définitive, le *syndrome coprologique d'insuffisance gastrique* après régime d'épreuve est constitué par une selle pâteuse ou presque fluide, d'un brun noir à la surface contrastant vivement avec la couleur plus jaune de l'intérieur (Goiffon). A l'examen de la dilution fécale, on rencontre en abondance des paquets de tissu conjonctif et de petits grumeaux de pommes de terre. Au microscope, on voit des amas de fibres musculaires ayant conservé leur striation, et parfois des cristaux d'oxalate à l'intérieur des cellules ; la réaction est fortement alcaline, et les parasites saprophytes ou pathogènes sont fréquents.

Voici, à titre d'exemple, le résumé de l'examen coprologique pratiqué pour un cas de diarrhée chronique d'origine gastrique.

Évacuations au nombre de trois ou quatre par jour survenant de préférence après les repas : les selles sont assez liquides, très mousseuses et ne renferment pas de glaires. Elles sont mal liées ; leur périphérie est brune, alors que le centre est jaune clair.

Après dilution fécale. — Gros amas végétaux, débris de pommes de terre, nombreux amas de fibres conjonctives.

Au microscope. — Grains de charbon (donné à un titre indicateur). Fibres conjonctives enserrant de petits débris musculaires. Fibres musculaires plus volumineuses ayant conservé leur double striation, cellules de pommes de terre arrondies, bourrées de grains d'amidon.

Analyse chimique. — Réaction alcaline.

Épreuve du sublimé acétique : dépôt rougeâtre, liquide jaune et trouble.

Réaction de Weber : négative.

Conclusions. — Absence d'entérite.

Insuffisance gastrique avec évacuation prématurée.

IV. Diagnostic radiologique. — Nous avons exposé en détail, dans la première partie de cet ouvrage, les quelques recherches personnelles que nous avons eu l'occasion d'effectuer dans le but d'étudier directement sous le contrôle de l'écran le fonctionnement de l'estomac dans les diarrhées gastrogènes.

Il suffit de rappeler ici que l'évacuation se fait ordinairement d'une manière très rapide, soit à cause des contractions exagérées d'un estomac hypertonique, soit plus souvent par suite d'un certain degré d'insuffisance pylorique. Il semble d'ailleurs que l'intestin, irrité probablement par un chyme mal préparé, participe lui-même à cette accélération du transit, puisque, chez un de nos malades, le gros intestin était entièrement visible trois heures après l'absorption du bismuth.

Il serait imprudent de vouloir tirer des conclusions définitives de recherches encore peu nombreuses. Cependant celles que nous venons de citer confirment le rôle joué dans la pathogénie des diarrhées gastrogènes par le fonctionnement défectueux du pylore et l'évacuation hâtive de l'estomac.

Pronostic.

La diarrhée d'origine gastrique est essentiellement chronique; rebelle à la thérapeutique ordinaire, elle dure des semaines, des mois, des années et finit à la longue par provoquer une altération sérieuse de l'état général. Elle n'a aucune tendance à la guérison spontanée, comme tant d'autres troubles fonctionnels; aussi son pronostic est-il réellement sérieux. Fort heureusement, aussitôt son diagnostic établi, il est facile de la combattre à l'aide d'une thérapeutique particulière qui donne des résultats certains et rapides.

Thérapeutique.

Le *régime* n'a qu'une importance accessoire dans le traitement des diarrhées gastrogènes, surtout dans celles qui ont une origine sécrétoire. Lorsque, au contraire, la diarrhée provient de l'exagération du réflexe gastro-colique, il est plus important d'interdire au malade les aliments qui peuvent, par leur contact, augmenter la sensibilité de la muqueuse gastrique. Ce sont toutes les substances irritantes, soit à cause de leur composition chimique (café, alcool), soit à cause de la résistance qu'elles opposent à l'action du suc gastrique (crudités, végétaux riches en cellulose, viande crue...).

La *thérapeutique médicamenteuse* varie suivant la cause même de la diarrhée.

I. **Diarrhée d'origine réflexe.** — Puisqu'elle résulte du contact des aliments avec la muqueuse gastrique, il faut diminuer la sensibilité de cette muqueuse. A cet effet, Füld emploie la *cocaïne* dont l'action analgésiante est universellement reconnue; il y a ajouté la *codéine* pour diminuer l'irritabilité d· système nerveux central.

Il formule ainsi ces médicaments :

Dix minutes avant chacun des trois repas, donner dans un peu d'eau dix gouttes de la solution suivante :

Chlorhydrate de cocaïne.............. } 0gr,30
Phosphate de codéine................ }
Eau de menthe..................... 10 cent. cubes.

Chez les enfants, employer une solution trois fois plus faible et donner autant de gouttes par dose que l'enfant a d'années.

M. Guillon a légèrement modifié la formule de Füld :

Chlorhydrate de cocaïne........... 0gr,05 à 0gr,10
Menthol........................ 0gr,03 à 0gr,05
Sirop de codéine................. 15 grammes.
Eau................ Q. S. pour 150   —

Une cuillerée à café trois fois par jour, dix minutes avant le repas.

L'action du médicament est très rapide et se produit même lorsqu'on ne fait pas modifier le régime alimentaire du malade. « Les diarrhées récentes ou chroniques ayant résisté parfois à la diète la plus rigoureuse ont cessé le plus souvent après l'absorption de la première dose; ce n'est que par prudence que je continue à administrer le médicament pendant plusieurs jours ; c'est un traitement idéal » (Füld).

II. Diarrhée d'origine sécrétoire. — Nous avons établi précédemment que cette variété de diarrhée avait pour cause une évacuation trop hâtive de l'estomac due à un certain degré d'insuffisance pylorique. Puisque ce sont les acides qui provoquent par voie réflexe la contraction du pylore, c'est la médication acide qui doit être conseillée au malade.

C'est à Soupault que revient le mérite d'avoir montré les excellents résultats obtenus par l'*acide chlorhydrique* dans le traitement de la diarrhée chronique par insuffisance du suc gastrique. Les premières observations ont été présentées à la Société de thérapeutique le 12 mars 1902 et ont été le point de départ d'une discussion très intéressante qui a mis au point cette médication. Un résultat favorable a été observé dans tous les cas, sans modification du régime alimentaire, mais il a été plus ou moins durable.

Sur 34 cas, 23 ont été guéris en deux ou trois jours et la guérison s'est maintenue très longtemps. Dans 6 cas, on a constaté une diminution du nombre des selles, mais celles-ci sont toujours restées molles ; enfin, dans 5 cas, l'amélioration obtenue a été seulement partielle et surtout passagère ; de fréquentes récidives se sont produites qui ont nécessité une nouvelle prescription de la médication acide.

La formule conseillée par Soupault est la suivante :

HCl du Codex......................	6 à 8 grammes.
Sirop de limon.....................	150 —
Eau	1 litre.

Boire un grand verre de cette solution dans le courant de chaque repas.

A. Mathieu préconise des doses équivalentes de HCl, mais il conseille de donner le médicament dans de l'eau albumineuse qui forme avec l'acide une combinaison moins irritante pour l'estomac.

Sa formule est la suivante :

HCl officinal...................... 20 grammes.
Eau distillée..................... 180   —

Quatre cuillerées à café par jour, deux à chaque repas dans un verre d'eau albumineuse.

Lorsque l'acide chlorhydrique est mal toléré, on peut le remplacer par de *l'acide phosphorique* ou de *l'acide lactique* qui donnent également de bons résultats.

La médication acide peut être complétée ou suppléée, suivant les cas, par des préparations opothérapiques, telles que la gastérine de Frémout et la dyspeptine de Hepp.

La médication acide donne de bons résultats dans tous les cas de diarrhée gastrogène, mais elle est particulièrement indiquée lorsque le chimisme révèle de l'hypochlorhydrie.

Dans l'hyperchlorhydrie, il est préférable de s'adresser à la *médication alcaline*, qui diminue la diarrhée en agissant sur sa cause même. Suivant les cas, on prescrira ou les alcalins ou le carbonate de bismuth. De cette manière, on obtiendra rarement un résultat immédiat comme avec l'HCl, mais on aura la satisfaction d'agir en même temps sur le symptôme et sur sa cause, et ainsi la guérison obtenue sera durable. M. Lerat en cite de nombreux cas dans sa thèse et personnellement nous avons obtenu ainsi plusieurs guérisons.

BIBLIOGRAPHIE.

CANNON. — Le contrôle acide du pylore (Analyse des *Archives des mal. de l'app. digestif*, 1908).

COMBE. — Diagnostic et traitement des diarrhées dyspeptiques chez l'enfant (Analyse des *Archives des mal. de l'app. digestif*, 1917, n° 7).

EINHORN. — Traitement diététique des diarrhées chroniques (*Arch. des mal. de l'app. digestif*, 1907).

FULD. — Nouveau traitement médicamenteux des diarrhées (*Semaine médicale*, 28 août 1912).

GREGERSEN. — Recherches sur l'épreuve du tissu conjonctif de Schmidt (Analyse des *Archives de l'app. digestif*, 1914, n° 1).

LERAT. — La diarrhée chez les hyperchlorhydriques (Thèse de Lille, 1902-1903).

LŒPER. — Leçons de pathologie digestive, 3° série, leçon XII.

MARTINELLI. — Achylie gastrique (*Archives des mal. de l'app. digestif*, novembre 1915).

SCHMIDT. — L'examen fonctionnel de l'intestin (traduction Kolbé).

SOUPAULT. — Diarrhée chronique et insuffisance du suc gastrique (*Société médicale des hôp.*, 1901 et *Société de thérapeutique*, 1902).

SURMONT et DUBUS. — De l'excitation à distance de la motricité colique (*Archives des mal. de l'app. digestif*, avril 1912).

SURMONT et LERAT. — Hyperchlorhydrie à forme diarrhéique (*Écho médical du Nord*, 12 avril 1903).

TIMBAL. — Hypersécrétion gastrique à jeun et dilatation atonique de l'estomac (*Archives des mal. de l'app. digestif*, 1918, n° 9).

URRUTIA. — La diarrhée dans l'achylie gastrique (*Archives des mal. de l'app. digestif*, 1913, n° 6).

VENDERHOOF. — Diagnostic et traitement de la diarrhée d'origine gastrique (*Archives des mal. de l'app. digestif*, 1913, n° 6).

II. — LES DIARRHÉES CONSÉCUTIVES
A LA GASTRO-ENTÉROSTOMIE

Après l'établissement d'une bouche de communication entre l'estomac et l'intestin, on voit se produire chez quelques opérés des troubles intestinaux, les uns passagers, les autres permanents, caractérisés par des phénomènes douloureux et par de la diarrhée.

Ces accidents ont été décrits pour la première fois par Terrier ; ils ont été signalés ensuite par les différents auteurs qui ont recherché ce que deviennent les malades ayant subi la gastro-entérostomie. Nous devons signaler à ce propos les thèses de Denéchau et Moreau, un mémoire de Lion et Moreau, un travail intéressant de G. Durand, enfin les études entreprises sous la direction d'A. Mathieu par plusieurs de ses élèves : MM. Caillé, Durand et Marre, M. Faroy, M. Savignac.

Nous allons essayer, en nous aidant de ces précieux documents, de décrire les diarrhées consécutives à la gastro-entérostomie, d'en montrer les diverses formes cliniques, d'en préciser la pathogénie et d'en indiquer le traitement.

Les troubles intestinaux ne sont pas la règle après la gastro-entérostomie, ils sont même exceptionnels. C'est ainsi que Denéchau, sur 76 malades, a observé seulement 8 cas de diarrhée, parmi lesquels 3 existaient déjà avant l'intervention et ont persisté ensuite ; les trois autres se sont montrés après l'opération : l'un a été provoqué par une crise gastrique aiguë et n'a duré que quelques jours ; un deuxième a persisté quelques semaines ; un troisième enfin est passé à l'état chronique et a résisté à tous les efforts thérapeutiques. Moreau n'a observé que 3 cas de diarrhée grave ; dans l'un, il y avait alternance de constipation et de diarrhée, et l'estomac se vidait par le pylore ; les deux autres malades étaient porteurs d'une fistule jéjuno-colique. Dans leur étude statistique si documentée, MM. Caillé, Durand et Marre rapportent 7 cas de diarrhée sur 45 opérés. Six fois, la diarrhée est apparue comme phénomène isolé, à l'exclusion de tout symptôme dyspeptique ; chez trois malades (qui avaient cessé tout régime), immédiatement après l'opération ; chez deux autres, deux ans et demi après l'opération ; et chez le dernier, cinq ans après. Dans tous ces cas, la diarrhée a duré plusieurs mois consécutifs, puis a fini par disparaître sous la double influence du régime et de la thérapeutique. Il n'en est pas de même dans les quatre observations rapportées par M. Faroy, concernant des malades ayant subi la gastro-entérostomie pour sténose cancéreuse du pylore. La diarrhée apparut six mois, huit mois, treize mois, enfin, dans un cas, trois ans seulement après l'intervention ; mais chez tous ces malades, la diarrhée resta rebelle aux efforts thérapeutiques et ne tarda pas à provoquer la mort.

La diarrhée apparaît donc dans le huitième des cas environ. Le plus souvent, c'est peu de temps après l'opération, soit à la suite d'un purgatif, soit par reprise trop hâtive d'une alimentation ordinaire ; elle peut être passagère, mais persiste, d'ordinaire, pendant plusieurs mois, augmentée par la fatigue et les écarts de régime, diminuée au contraire par le repos et par l'alimentation lactée.

La diarrhée peut aussi survenir longtemps après l'intervention, lorsque deux ou trois ans et parfois davantage se sont déjà écoulés. Cette diarrhée tardive peut avoir la même cause que la diarrhée précoce : excès de table ou abus de boissons ; mais elle peut aussi avoir son origine dans une complication grave, telle que la production d'une fistule jéjuno-colique.

Description clinique.

La diarrhée constitue parfois une manifestation très banale ; le malade a tous les jours, d'une façon continue, une ou deux selles molles, pâteuses, sans douleurs et sans altération de l'état général.

Dans d'autres cas, c'est par périodes que se produit la diarrhée et alors les symptômes attirent davantage l'attention. Parfois ce sont des crises diarrhéiques de courte durée, avec trois ou quatre selles liquides ou pâteuses, survenant sans douleurs. Parfois, au contraire, c'est durant des semaines et quelquefois des mois entiers que le malade a tous les jours des selles diarrhéiques, accompagnées de douleurs plus ou moins intenses.

Ces évacuations se produisent de préférence après les repas, surtout après le repas de midi. Celui du soir est en général mieux toléré et la diarrhée est rarement nocturne.

L'examen coprologique confirme cette évacuation trop rapide de l'estomac, en montrant à l'œil nu des débris macroscopiques des aliments ingérés et au microscope de nombreuses fibres musculaires ayant conservé leur double striation et des cellules végétales pleines d'amidon fortement coloré par l'iode.

Nous retrouvons, par conséquent, au complet le syndrome coprologique d'insuffisance gastrique.

L'examen du malade pendant les périodes de diarrhée donne peu de renseignements ; on constate simplement une sensibilité légère du plexus solaire et un peu de gargouillement intestinal. Par contre, l'état général s'altère rapidement ; le malade s'amaigrit, s'affaiblit et devient plus nerveux.

A côté de cette *forme diarrhéique pure*, M. Mathieu

a décrit une *forme entéro-dyspeptique*, caractérisée par
la réunion de deux éléments : la diarrhée et les douleurs.
La diarrhée n'est pas trop intense, et ce sont les phénomènes douloureux qui dominent la scène. Ils surviennent aussitôt après le repas et sont d'autant plus vifs et
plus précoces que le repas est plus abondant ; ils consistent en une sensation de gêne, de poids, de gonflement
que le malade localise dans la région ombilicale plutôt
que dans la région épigastrique et qu'il peut calmer d'une
manière rapide et certaine par le décubitus horizontal.
La douleur irradie souvent vers les côtés, dans les flancs
et s'étend aussi vers l'abdomen ; elle y présente parfois
l'allure de véritables coliques, aboutissant à une évacuation, suivie de soulagement.

L'examen de l'abdomen montre un ventre un peu ballonné dans la région ombilicale et assez sensible ; la succussion digitale révèle un bruit de clapotage très net et
la succussion hippocratique montre que ce clapotage
s'étend à une grande partie de l'abdomen ; il existe en
même temps de la matité déclive, dans les flancs.

Le malade présente donc au complet le syndrome de
la fausse ascite, dont A. Mathieu a montré la réelle
valeur pour le diagnostic de certains cas d'occlusion intestinale.

Dans ces diarrhées dyspeptiques, l'occlusion intestinale
n'est qu'apparente. Elle devient réelle lorsque se développe un *ulcère peptique du jéjunum*, autour duquel se
forment des adhérences qui viennent comprimer le côlon
transverse.

M. Gosset a décrit trois formes d'ulcères peptiques :

1° Une forme perforante d'emblée avec péritonite généralisée ;

2° Une forme avec péritonite localisée, qui comprime le
côlon transverse et provoque de l'occlusion intestinale
incomplète ;

3° Une forme avec ouverture de l'ulcère dans un organe

voisin, qui est ordinairement le côlon transverse ; ainsi se constitue une *fistule jéjuno-colique* dont le symptôme capital est la diarrhée chronique (Lion et Moreau).

Cette diarrhée est constituée par des selles liquides ou demi-liquides, jaunâtres, d'odeur acide, se produisant d'habitude deux ou trois heures après le repas ; elle est abondante et se répète sept ou huit fois par jour ; elle est essentiellement chronique et résiste à tous les traitements, de telle sorte qu'abandonnée à elle-même, elle aboutit fatalement à la mort. L'amaigrissement qu'elle provoque est extrêmement rapide, puisqu'un malade de M. Gosset a perdu 11 kilogrammes en deux mois !

A la diarrhée et à l'amaigrissement s'ajoutent quelques autres symptômes qui complètent le tableau clinique. Tout sujet atteint de fistule jéjuno-colique a des éructations d'odeur fécaloïde, excessivement pénibles pour l'entourage ; si des vomissements se produisent, ils ont la même odeur repoussante, quoiqu'ils ne renferment jamais de matières fécales (les vomissements fécaloïdes appartiennent à la fistule gastro-colique).

Enfin, nous l'avons déjà dit, les signes physiques constituent le syndrome de l'occlusion incomplète de l'intestin :

A l'inspection. — Ventre ballonné et anses intestinales se dessinant sous la peau.

A la palpation. — Bruit de clapotage s'entendant jusque dans les parties les plus déclives, même latéralement dans les fosses iliaques ; « l'estomac semble occuper tout l'abdomen, mais l'insufflation montre qu'il est petit et l'évacuation par la sonde ne supprime pas le clapotage ».

Enfin, à la percussion, matité déclive passant d'un côté à l'autre de l'abdomen avec les changements de position du malade.

En résumé, les diarrhées consécutives à la gastro-entérostomie peuvent se présenter sous trois aspects cliniques bien différents, qui constituent autant de formes distinctes :

1º Forme diarrhéique pure ;
2º Forme entéro-dyspeptique ;
3º Fistule jéjuno-colique.

Pathogénie.

Un fait domine la pathogénie, c'est l'évacuation rapide de l'estomac après la gastro-entérostomie. Mathieu l'a constaté dans la proportion de 80 p. 100 sous le contrôle des rayons X ; certains estomacs se vident en quinze minutes, d'autres en deux ou trois heures ; rares sont ceux dont l'évacuation dure plus de trois heures. Or, les accidents de dyspepsie intestinale se produisent presque exclusivement chez les malades qui présentent une accélération importante du passage du contenu de leur estomac dans leur intestin.

De ce mode hâtif d'évacuation résultent en effet une série de conséquences qui ont été parfaitement étudiées par MM. Mathieu et Savignac.

D'abord, le chyme est moins homogène et la digestion chorhydropeptique plus restreinte. Il en résulte « une cause d'irritation pour la muqueuse de l'intestin par la grossièreté de la division des aliments, et pour la musculeuse par suite de l'arrivée dans les anses grêles d'une masse alimentaire trop considérable ».

En second lieu, se produisent des modifications importantes dans la sécrétion des ferments digestifs. C'est en effet le passage du chyme dans le duodénum qui commande la sécrétion du suc entérique et du suc pancréatique et règle l'association fonctionnelle de leurs diastases. Or, l'acidité exagérée du chyme annihile en partie l'action du suc pancréatique, dont l'action est optima en milieu neutre ou légèrement acide. Et inversement une trop faible acidité trouble le jeu du sphincter pylorique et diminue l'excitation duodénale qui provoque les sécrétions essentielles à la digestion. Enfin interviennent des troubles moteurs importants causés par la brusque arrivée dans l'intestin grêle d'une masse alimentaire trop abondante qui, d'une part, déclenche un péristaltisme excessif et, d'autre part, provoque une distension douloureuse de l'intestin. Ainsi donc « la suppression fonctionnelle de l'estomac et l'arrivée en bloc des aliments dans le grêle déterminent des phénomènes d'irritation de la muqueuse, de distension de la musculeuse, des troubles dans les sécrétions des sucs digestifs, des tiraillements sur les plexus nerveux avec signes de ptose douloureuse. Tout cela rend compte des signes constatés sur nos malades » (Mathieu et R. Savignac).

Traitement.

Nous devons envisager successivement la thérapeutique prophylactique et curative.

A. Traitement prophylactique. — Il a pour base cette notion indiscutable, à savoir : l'évacuation trop rapide de l'estomac à la suite de la gastro-entérostomie.

Le chirurgien doit donc chercher à établir une bouche gastro-intestinale continente et susceptible de fonctionner à la façon d'un pylore normal.

Le médecin, d'autre part, doit imposer aux opérés un régime alimentaire sévère. Il ne faut pas oublier, en effet, que, dans bien des cas, la gastro-entérostomie est pratiquée chez des malades dont la lésion gastrique n'est pas immédiatement supprimée par l'opération ; celle-ci, en établissant un court-circuit alimentaire, facilite simplement la guérison des lésions curables.

On recommandera donc au malade d'éviter tous les

aliments grossiers ou irritants, de faire de petits repas légers et fréquents, de manger lentement et de bien mastiquer. Il devra éviter en outre tout ce qui peut diminuer sa résistance physique et nerveuse, se reposer le plus possible, ne pas faire de travail excessif, ne pas avoir de préoccupations et de soucis.

Grâce à toutes ces précautions, on peut espérer, non pas modifier immédiatement le mode d'évacuation de l'estomac, mais empêcher au moins le malade d'en souffrir et permettre à son intestin de s'y accoutumer (Mathieu et Savignac).

Si, malgré tout, les accidents se déclarent, si la diarrhée s'installe et les douleurs apparaissent, alors il devient nécessaire d'avoir recours à un traitement médicamenteux.

B. Traitement curatif. — Il comprend la mise en œuvre simultanée d'un régime approprié, du repos horizontal et la contention des organes abdominaux par une bonne sangle antiptosique.

Comme médicaments, l'opium rend en cas semblable de grands services, en calmant la douleur et en diminuant la diarrhée. A. Mathieu recommande d'avoir recours, en même temps, à la craie et à l'opium et de prescrire, par exemple, de 2 à 4 centigrammes d'extrait thébaïque et 10 grammes de craie par jour.

En cas d'échec, on sera autorisé à essayer la *médication acide*, à moins qu'il n'existe un ulcère en activité. On peut faire prendre par jour en mangeant 1 gramme à 1^{gr},5 de HCl officinal, dans de l'eau albumineuse, ou encore quelques cuillerées à soupe de gastérine Frémont ou de dyspeptine Hepp. Ces médicaments agissent en ralentissant l'évacuation de l'estomac, ainsi que le fait constater l'examen radiologique.

BIBLIOGRAPHIE.

BOUVERET. — Sur les signes de la fistule gastro-colique (*Lyon médical*, 1ᵉʳ et 8 mars 1896).

BRÉCHOT. - Contribution à l'étude de la pylorectomie dans les sténoses bénignes du pylore (*Revue de chirurgie*, 1907, p. 132).

CAILLÉ, DURAND et MARRE. — Résultats du traitement chirurgical dans 45 cas d'ulcères (*Archives des mal. de l'app. digestif*, juillet 1912).

DENÉCHAU. — Les suites médicales éloignées de la gastro-entérostomie au cours de l'ulcère de l'estomac et de ses complications (Thèse de Paris, 1906-1907).

DURAND. — La diarrhée, accident consécutif à la gastro-entérostomie (*Progrès médical*, 1913, nº 1).

FAROY. — Résultats du traitement chirurgical de 69 cas de cancers gastriques (*Archives des mal. de l'app. digestif*, février 1913).

HARTMANN et SOUPAULT. — Les résultats éloignés de la gastro-entérostomie (*Revue de chirurgie*, 1899, p. 137).

HERTZ. — Causes et traitement de certaines suites défavorables de la gastro-entérostomie (Analyse des *Archives des mal. de l'app. digestif*, 1914, nº 7).

LION et MOREAU. — La fistule jéjuno-colique par ulcère peptique du jéjunum à la suite de la gastro-entérostomie (*Revue de chirurgie*, mai 1909).

LŒWY. — Les fistules jéjuno-coliques par ulcère perforant après gastro-entérostomie (Thèse de Paris, 1921).

MATHIEU et SAVIGNAC. — Les troubles intestinaux consécutifs à la gastro-entérostomie (*Archives des mal. de l'app. digestif*, 1913, nº 10).

MOREAU. — Des suites de la gastro-entérostomie pratiquée pour sténose non cancéreuse du pylore (Thèse de Paris, 1908-1909).

SRAER. — Contribution à l'étude de la gastro-entérostomie (Thèse de Paris, 1920).

III. — LES DIARRHÉES D'ORIGINE HÉPATIQUE

L'intestin est solidaire du foie à un double titre :
d'abord à cause de la corrélation intime des glandes digestives entre elles ; ensuite en sa qualité d'organe d'élimination, appelé à suppléer le foie dans son rôle antitoxique.

Ainsi s'explique la possibilité de diarrhées d'origine
hépatique. Certaines sont des *diarrhées toxiques* et
s'observent dans les formes graves de l'insuffisance hépatique. D'autres sont des *diarrhées digestives*, ayant pour
origine soit la rétention anormale de la bile dans le foie,
soit, au contraire, la production d'une quantité exagérée
de bile.

Il existe enfin des *diarrhées mécaniques*, consécutives
à de l'hypertension dans le domaine de la veine porte :
tout le sang de l'intestin doit, en effet, traverser le foie
pour pénétrer dans la veine cave ; il en résulte que les
cirrhoses du foie constituent une sorte de barrage, qui,
en s'opposant au retour du sang, peut entraîner divers
troubles au niveau de l'intestin : ballonnements, hémorroïdes, hémorragies intestinales et parfois diarrhée.

Ainsi, nous pouvons décrire trois variétés principales
de diarrhées d'origine hépatique :

1º Les diarrhées toxiques par insuffisance hépatique ;

2º Les diarrhées digestives par rétention biliaire ou
par exagération de la fonction biliaire ;

3º Les diarrhées mécaniques par hypertension portale.

1º Insuffisance hépatique.

S'observe souvent, mais ne se complique de phénomènes intestinaux que dans ses formes graves et prolongées. C'est ainsi qu'on observe la diarrhée dans les cirrhoses veineuses, dans la dégénérescence amyloïde et dans les congestions chroniques du foie, si fréquentes chez les tuberculeux.

Dans les cirrhoses veineuses, dit Castaigne, le tube digestif présente un fonctionnement très défectueux; les malades se plaignent de n'avoir pas faim et ils ont une répulsion marquée pour le lait, qui leur provoque souvent des vomissements; ils éprouvent des coliques, sèches le plus souvent, mais parfois ils ont aussi de la diarrhée plus ou moins abondante et l'on constate alors que leurs selles sont décolorées et fétides.

Il en est de même dans la dégénérescence amyloïde, dont la diarrhée séreuse, abondante et indolore constitue un des principaux symptômes.

Enfin les sujets atteints de foie gras accusent également des troubles digestifs assez intenses, ils n'ont pas d'appétit et digèrent mal; leurs selles sont molles et fréquentes, plus ou moins décolorées, souvent un peu graisseuses, dans tous les cas fétides.

2º Rétention biliaire.

Elle constitue, pour Schmidt, la cause essentielle des entéropathies hépatogènes. La rétention biliaire, en effet, provoque toujours un déficit de la digestion des graisses et augmente l'abondance des acides gras; ceux-ci, ayant une action stimulante, entraînent une progression plus rapide des fèces, favorisée d'ailleurs par leur consistance molle et leur volume plus considérable.

Une question reste controversée. Le déficit biliaire augmente-t-il la putréfaction des résidus intestinaux ?

Schmidt affirme que les selles graisseuses ne fermentent pas et ne se putréfient pas; la putréfaction ne se produit que lorsqu'un déficit pancréatique surajouté augmente les résidus des substances albuminoïdes. En faveur de cette opinion, le professeur de Halle invoque la diminution remarquable des bactéries des fèces dans tous les cas d'ictère par rétention, les résultats constamment négatifs de l'épreuve de fermentation à l'étuve et l'absence habituelle des inflammations de la muqueuse intestinale.

Le professeur Roger soutient, au contraire, que la rétention biliaire entraîne toujours l'augmentation des putréfactions intestinales. Il ne faut pas en déduire que normalement la bile entrave la pullulation des microbes; au contraire, elle favorise plutôt la végétation des bactéries. Le rôle antiputride de la bile n'est qu'indirect : la bile agit en diminuant la production des ferments microbiens, en neutralisant les poisons de l'intestin et en favorisant le développement d'espèces microbiennes comme le colibacille au détriment des germes anaérobies qui sont les agents les plus actifs de la putréfaction. Ainsi s'explique ce que Roger appelle le paradoxe de l'acholie intestinale.

3° Exagération de la fonction biliaire.

Elle peut être congénitale ou acquise. Congénitale, elle constitue la *cholémie familiale*, si bien décrite par Gilbert et Lereboullet, et se traduit par un syndrome composé des éléments suivants: coloration anormale de la peau et des muqueuses, excès de bilirubine dans le sang, urobilinurie, hypertrophie du foie et de la rate, enfin dyspepsie gastro-intestinale. Le cholémique a son appétit conservé et souvent augmenté ; il éprouve des douleurs après les repas, se plaint d'hémorroïdes et de constipation chronique ; mais par périodes il subit des crises d'entérite muco-membraneuse et présente parfois de véritables *flux bilieux* après les repas, assez analogues aux diarrhées prandiales décrites chez les lithiasiques par M. Linossier.

L'exagération de la fonction biliaire s'observe aussi dans quelques états pathologiques qui intéressent le foie d'une manière spéciale, comme la cirrhose hypertrophique biliaire ou maladie de Hanot et la lithiase.

M. Linossier a décrit chez les lithiasiques un type spécial de diarrhée auquel il a donné le nom de *diarrhée prandiale des biliaires*. Elle est en effet étroitement liée à l'ingestion d'aliments et se produit soit pendant, soit immédiatement après les repas ; on l'observe surtout après le repas de midi. La crise éclate brusquement ; le malade ressent d'abord une très vive douleur au creux épigastrique ou légèrement à droite, au niveau de la vésicule biliaire ; cette douleur provoque une angoisse pénible, de la pâleur du visage et des sueurs froides.

La douleur épigastrique ne dure que quelques instants ; rapidement elle fait place à des tranchées intestinales et à un besoin d'évacuation si impérieux que le sujet doit quitter précipitamment la table. La débâcle est constituée par de la bile pure ou par de la bile entraînant quelques matières. La débâcle terminée, le malade éprouve une sensation spéciale de bien-être et peut reprendre son repas interrompu.

La diarrhée prandiale des biliaires peut s'observer comme un accident exceptionnel ; mais habituellement elle se reproduit chaque jour au même repas, soit pendant une longue période, soit par crises de quelques jours.

Pathogénie. — Deux conditions sont nécessaires à la réalisation de la diarrhée prandiale :

1° La brusquerie de l'évacuation d'une vésicule biliaire distendue par une quantité de bile excessive ;

2° Une sensibilité réflexe exagérée de la muqueuse gastro-intestinale au contact des aliments et de la bile.

La première condition est le résultat de causes complexes : il faut d'abord que la sécrétion de bile soit abondante, et voilà pourquoi la diarrhée prandiale ne s'observe que chez les sujets bilieux. Il faut ensuite que la bile se soit accumulée avant le repas en grande quantité dans la vésicule biliaire, et c'est pourquoi elle se produit de préférence au petit déjeuner du matin ou au repas de midi. Il faut enfin que la vésicule se contracte violemment, de façon à évacuer rapidement son contenu ; ce spasme de la vésicule explique la douleur vive et le caractère angoissant de la crise.

Mais ce flux biliaire ne peut entraîner une évacuation de l'intestin que si cet organe présente une sensibilité exagérée, soit à cause du tempérament nerveux du sujet, soit à cause d'une inflammation chronique.

C'est ainsi que M. Matignon a pu décrire récemment une forme analogue de diarrhée post-prandiale se produisant, non plus chez des hépatiques, mais chez des colitiques, sous l'influence de l'absorption d'une tasse de café ou de thé. Le mécanisme de la diarrhée est le même ; elle est provoquée, comme chez les lithiasiques, par l'afflux brusque d'une grande quantité de bile dans l'intestin, mais celui-ci réagit surtout à cause de sa sensibilité anormale.

4° Hypertension portale.

Le rôle de l'hypertension portale dans la production de la diarrhée a été établi récemment par M. Monges (de Marseille) qui a montré que « la diarrhée peut être le symptôme prédominant, l'unique trouble fonctionnel

de l'hypertension portale qui commence ou peut-être
d'une hypertension ancienne qui, grâce à cette dérivation, ne s'est pas manifestée autrement, si bien que le
malade est considéré à son plus grand préjudice comme
un entéritique ».

Il s'agit en effet, dans les cas rapportés par M. Monges,
d'une diarrhée abondante, sans phénomènes douloureux,
sans coliques, caractérisée au point de vue coprologique
par une dilution considérable des fèces, sans aucun signe
d'inflammation intestinale et d'insuffisance digestive.

En même temps que cette diarrhée chronique, on
observe une ébauche du syndrome d'hypertension portale : hypertrophie du foie et de la rate, circulation
veineuse collatérale, oligurie. Ce sont ces troubles surajoutés qui permettent de rattacher la diarrhée à l'hypertension portale, et de la considérer comme la conséquence
de la congestion de la muqueuse intestinale et de la
transsudation du sérum à travers les capillaires de
l'intestin. Cette diarrhée constitue donc pour l'hypertension portale une « véritable soupape de sûreté ». C'est
pour cela que les autres manifestations du syndrome sont
atténuées ou absentes ; c'est également pour cela qu'une
intervention thérapeutique maladroite peut être très
dangereuse en faisant courir au malade les dangers d'une
hémorragie intestinale qui peut être mortelle.

Traitement.

Il varie suivant la cause de la diarrhée. On essaiera
de suppléer à l'insuffisance du foie par l'emploi judicieux
de l'opothérapie hépatique et biliaire ; on luttera contre
la rétention biliaire par la médication cholagogue ; on
modérera l'activité exagérée du foie, en prescrivant un
régime alimentaire approprié d'où seront exclus les
aliments excitants, la viande, la graisse et les œufs. Enfin.

on s'attaquera à l'hypertension portale par le régime, les ventouses scarifiées sur le foie, la réduction des liquides, les diurétiques et les purgatifs répétés ; on n'oubliera pas que cette diarrhée est un effort de l'organisme pour lutter contre un trouble fonctionnel qui pourrait avoir des conséquences graves ; on la respectera donc comme un « bienfait de la nature », afin de ne pas provoquer par une médication intempestive des hémorragies intestinales souvent très graves.

Contre la diarrhée prandiale des biliaires, M. Linossier conseille les prescriptions suivantes :

1º Combattre la nervosité du sujet par la suppression de tout surmenage psychique et physique et par l'hydrothérapie.

2º Régulariser la sécrétion biliaire par le régime et par les alcalins ; boire, vingt minutes avant chacun des trois repas, 100 grammes d'eau de Vichy (Célestins) chauffée au bain-marie, et ajouter à chaque verre une cuillerée à soupe de :

    Sulfate de soude...................   40 grammes.
    Eau   300   —

3º Modérer l'excitabilité réflexe gastro-intestinale par l'usage, dix minutes avant le repas, de très faibles doses d'opium et de belladone, par exemple huit gouttes du mélange suivant :

    Teinture thébaïque................. }
    Teinture de belladone.............. } 5 grammes.

Enfin, s'il existe de la colite et si l'absorption de café provoque de la diarrhée, on devra supprimer le café et soigner la colite par le régime, les antispasmodiques et une cure à Châtelguyon (Matignon).

BIBLIOGRAPHIE.

CADE. — Précis des maladies de l'estomac et de l'intestin (Doin, éditeur).

CASTAIGNE et CHIRAY. — Les maladies du foie (*Traité de Debove, Achard et Castaigne*).

LINOSSIER. — Sur une forme spéciale de diarrhée chronique liée à la lithiase biliaire (*Bulletin de la Société de thérapeutique*, 1902). — La diarrhée prandiale des biliaires (*Archives des mal. de l'app. digestif*, 1908).

MATIGNON. — Sur une forme de diarrhée post-prandiale provoquée par le café (*Paris médical*, 24 août 1920).

MONGES. — Diarrhée par hypertension portale (*Marseille médical*, 15 septembre 1920).

ROGER. — Le rôle antiputride de la bile (*Annales de l'Institut Pasteur* 1915, n° 11).

IV. — DIARRHÉES D'ORIGINE PANCRÉATIQUE

Le rôle capital joué par le suc pancréatique dans la digestion des aliments explique la gravité des troubles dyspeptiques causés par le déficit de la sécrétion de cette glande.

Il faut remarquer cependant que ces phénomènes dyspeptiques n'apparaissent pas chaque fois que le pancréas est malade. Ainsi que le fait remarquer Schmidt, l'existence de scléroses avancées, d'infiltrations carcinomateuses et même d'obstruction lithiasique des conduits excréteurs ne causent pas nécessairement des troubles digestifs. Il est probable que l'intégrité de quelques glandes suffit pour assurer les fonctions physiologiques de tout l'organe. Il en résulte que si la destruction totale du pancréas est facilement reconnaissable, le diagnostic d'une lésion incomplète présente les difficultés les plus grandes.

L'insuffisance pancréatique se traduit en clinique par un certain nombre de signes qui peuvent être groupés en quatre syndromes principaux :

a. Le *syndrome solaire*, caractérisé par des crises douloureuses violentes;

b. Le *syndrome de compression*, qui intéresse surtout le canal cholédoque et se manifeste par un ictère progressif;

c. Le *syndrome diabétique* ;

d. Enfin, le *syndrome dyspeptique* dont la diarrhée constitue le symptôme essentiel.

La *dyspepsie pancréatique* est caractérisée par des signes fonctionnels, des signes physiques et des signes généraux.

Au point de vue clinique, il s'agit de malades dont l'appétit est en général conservé, parfois même exagéré; chez certains on peut même noter de la polydipsie et de la polyphagie contrastant avec leur amaigrissement et la diminution progressive de leurs forces.

La douleur se manifeste par une sensation de pesanteur dans la région sus-ombilicale à gauche de la ligne blanche ou sous forme de coliques violentes survenant trois heures après les repas et provoquant une débâcle intestinale.

Les nausées sont fréquentes, mais les véritables vomissements sont rares; ce sont plutôt des régurgitations se produisant plusieurs heures après les repas, et caractérisées par un liquide visqueux et filant, ne contenant pas de substances alimentaires, si ce n'est parfois des matières grasses.

La diarrhée est habituelle; les selles sont assez fréquentes, de trois à quatre par jour; elles sont surtout remarquables par leur masse; chaque selle est énorme et le malade s'étonne de pouvoir en émettre un tel volume plusieurs fois par jour. Les selles sont molles et pâteuses, assez cohérentes, bien liées. Leur couleur est ordinairement pâle, comme du mastic, et leur réaction est généralement alcaline.

Dans les cas typiques, les selles présentent à leur surface de véritables flaques de graisses. A la dilution, dans la cuvette, ces graisses surnagent sous forme d' « yeux » très caractéristiques.

L'analyse microscopique (que nous avons étudiée au chapitre consacré au diagnostic coprologique) permet de reconnaître ces graisses, de constater en outre l'absence de digestion des fibres musculaires et l'intégrité des noyaux.

Les *symptômes physiques* de la dyspepsie pancréatique

sont assez variables; on constate habituellement un tympanisme abdominal, survenant deux ou trois heures après les repas, avec distension des anses intestinales et refoulement du diaphragme.

Enfin, les *phénomènes généraux* qui dérivent de la dyspepsie pancréatique consistent en une sensation de lassitude, parfois de torpeur et en un amaigrissement extrêmement rapide.

Diagnostic.

Malgré la multiplicité des troubles que nous venons d'énumérer, il est ordinairement difficile d'apprécier exactement la valeur des fonctions multiples du pancréas et d'attribuer par conséquent à une insuffisance de cet organe les symptômes que présentent les malades.

Aussi l'*examen fonctionnel du pancréas* a-t-il suscité, dans ces dernières années, de très nombreuses recherches. Les étudier en détail serait sortir du cadre de notre travail. Nous nous bornerons donc à résumer succinctement les méthodes qu'il est nécessaire d'employer lorsqu'on soupçonne l'origine pancréatique d'une diarrhée chronique.

1° *Examen des selles.* — Nous avons indiqué, dans un chapitre précédent, que l'abondance des graisses neutres, la persistance des fibres musculaires et l'intégrité de leurs noyaux constituaient trois signes certains d'insuffisance pancréatique. Le *dosage chimique* des graisses neutres et saponifiées ne donne de résultats satisfaisants que dans les cas extrêmes, où existe à la fois de l'insuffisance pancréatique et biliaire. « Pour les cas moyens, les plus difficiles au point de vue diagnostique, il serait imprudent d'interpréter avec rigueur les résultats de l'analyse chimique. Par là même, cette épreuve a perdu beaucoup de sa valeur » (Carnot).

Il en est de même de la *recherche des ferments pancréatiques dans les selles*. Il paraît nécessaire, pour obtenir des selles riches en ferments, d'accélérer notablement le transit digestif par l'administration d'un purgatif. On provoque ainsi une exsudation intestinale abondante, qui putréfie assez rapidement et peut détruire les ferments digestifs.

D'ailleurs, parmi les ferments pancréatiques, la lipase n'a pu être mise encore en évidence par aucun procédé ; la recherche de la trypsine donne des résultats très infidèles. Seule l'amylase peut être dosée facilement par la méthode d'Enriquez, Ambard et Durand. Mais « l'amylase est une diastase bien trop banale au niveau du tube digestif pour prétendre à une spécificité absolue ; et sa présence ou son absence ne permet pas à elle seule de conclure à l'intégrité ou à l'altération du pancréas » (Carnot). Le dosage de l'amylase dans les fèces mérite cependant d'être conservé au titre d'indicateur de la rapidité d'évacuation des fèces (voir p. 47).

2° *L'examen direct du suc duodénal* constitue, à l'heure actuelle, la méthode la meilleure et la plus fidèle pour apprécier l'activité de la sécrétion pancréatique.

Pour recueillir le suc duodénal, il est nécessaire de faire avaler au sujet, à jeun, un petit tube de caoutchouc souple, de 2 millimètres de diamètre et de 75 centimètres environ de long, terminé soit par une petite olive métallique perforée (Einhorn), assez lourde pour descendre par son poids en attirant la sonde, soit par un petit embout de verre assez lourd (Carnot). Il faut une heure ou deux pour que la boule soit « avalée » par le pylore et chassée dans le duodénum.

De temps en temps, on aspire avec une seringue le contenu du tube ; dès qu'il revient un liquide jaune et alcalin, c'est que l'olive est dans le duodénum. Il est alors facile d'en recueillir une quantité suffisante pour l'analyse ; on peut d'ailleurs exciter les réflexes digestifs en faisant boire au malade quelques gouttes d'acide chlorhydrique dilué dans l'eau.

Le *dosage des ferments pancréatiques* dans le suc duodénal est relativement facile. Nous ne décrirons pas ici les multiples procédés qui ont été proposés pour la recherche de l'amylase, de la trypsine et de la lipase. L'amylase, nous l'avons déjà dit, constitue une diastase trop banale pour permettre des conclusions certaines. La trypsine peut être difficilement différenciée de l'érepsine. Par contre, « l'estimation de la lipase dans le suc duodénal est le signe le plus commode et le plus sûr du fonctionnement pancréatique » (Carnot).

Dosage de la lipase. — Le procédé de choix est celui de MM. Carnot et Mauban. On fait agir le suc duodénal sur des graisses émulsionnées (saindoux) dans la proportion de 1 p. 20, en suspension dans de la gélose à 2 p. 100, coulée en plaques de Petri. Il est bon d'ajouter une petite quantité d'amidon (5 p. 100) qui rend l'émulsion de la graisse plus fine et facilite la lecture. On divise la plaque en une série de dix cases sur lesquelles on fait tomber successivement des gouttes de dilutions progressives de suc (jusqu'à 1 p. 1000). La plaque est mise à l'étuve pendant deux heures; puis on verse à sa surface une solution à 5 p. 100 de sulfate ou d'acétate de cuivre qu'on laisse en contact plusieurs heures. Il se produit de très beaux savons de cuivre bleu intense, qui sont faciles à constater sur la blancheur opalescente de la plaque. Si le suc est pauvre en lipase, les taches bleues ne se forment que pour les premières dilutions; et si la lipase est absente, la réaction est négative, même avec le suc pur non dilué.

En résumé, si beaucoup des signes décrits pour l'appréciation des fonctions du pancréas sont peu sûrs et doivent être abandonnés, il en est d'autres excellents : « la recherche microscopique de la graisse et des noyaux dans les selles, le dosage des ferments pancréatiques dans le suc duodénal (et avant tout celui de la lipase), renseignent bien sur la valeur de la sécrétion pancréatique externe » (Carnot).

Traitement.

Le traitement de la dyspepsie pancréatique doit être déduit de nos connaissances relatives au rôle et au fonctionnement de cette sécrétion (Carnot).

a. En premier lieu, on doit tenir le plus grand compte de la synergie digestive existant entre l'estomac et le pancréas.

S'il y a hyperchlorhydrie, il faut donner des alcalins deux ou trois heures après le repas, afin d'éviter l'hyperacidité du chyme duodénal, qui détruirait les ferments pancréatiques.

Par contre, s'il y a hypochlorhydrie et ouverture précoce du pylore, l'absence d'acidité trouble la sécrétion de la sécrétine indispensable au fonctionnement normal du pancréas; il faut donc provoquer la formation de sécrétine par l'ingestion de limonade chlorhydrique.

b. En second lieu, on doit s'occuper de la synergie digestive existant entre le foie et le pancréas.

Dans les cas de rétention biliaire, on pourra donc administrer des capsules kératinisées de bile.

c. En troisième lieu, on doit s'occuper également de la synergie digestive existant entre l'intestin et le pancréas.

La trypsine n'agit en effet qu'en présence de la kinase d'origine intestinale; l'absence de kinase est donc capable de provoquer dans certains cas de la dyspepsie pancréatique. Pour la combattre, il suffira de prescrire des ferments intestinaux artificiels.

d. Enfin, la sécrétion du pancréas peut être insuffisante par elle-même, indépendamment de toute influence directe de l'estomac, du foie ou de l'intestin. La méthode thérapeutique indiquée en pareil cas consiste à déverser artificiellement dans l'intestin les ferments pancréatiques déficients; l'opothérapie pancréatique rend alors de grands services; elle constitue le traitement par excellence de la dyspepsie pancréatique (Carnot).

e. Le traitement opothérapique doit toujours être complété par un régime alimentaire approprié, composé surtout de sucres et d'hydrates de carbone, de graisses émulsionnées (lait en particulier) et de quelques substances albuminoïdes. Parmi elles, Carnot préconise surtout la caséine parce qu'elle est dédoublée dans l'intestin par l'érepsine, en dehors de toute intervention du suc pancréatique.

Par cette thérapeutique complexe, on peut espérer des résultats très satisfaisants qui souvent permettent d'affirmer l'origine pancréatique d'une diarrhée, que la clinique laissait seulement soupçonner.

BIBLIOGRAPHIE.

CARNOT. — Les maladies du pancréas (*Traité de médecine de Gilbert et Thoinot*).

CARNOT. — Les régimes dans l'achylie pancréatique (*Presse médicale d'Egypte*, 1910).

CARNOT. — L'examen fonctionnel du pancréas (*Journal médical français*, janvier 1921).

CARNOT et MAUBAN. — Le dosage des ferments pancréatiques dans le suc duodénal (*C. R. Société de Biologie*, 26 janvier 1918).

DURAND. — Le dosage de l'amylase dans le diagnostic fonctionnel du pancréas (*Archives des mal. de l'app. digestif*, 1911, n° 2).

GAULTIER. — Les maladies du duodénum (Baillière, éditeur).

GOIFFON et TALLARICO. — Le dosage simple et rapide de l'amylase fécale (*Archives des mal. de l'app. digestif*, 1912, n° 1).

HALLION. — Les excitants de la sécrétion pancréatique (*Archives des mal. de l'app. digestif*, 1908, p. 189).

SCHMIDT. — Le diagnostic fonctionnel de l'intestin par le régime d'épreuve (traduction Kolhé).

URRUTIA. — Le diagnostic fonctionnel du pancréas (Analyse des *Archives des mal. de l'app. digestif*, 1912, n° 6).

V. — LES DIARRHÉES DE FERMENTATION ET LES DIARRHÉES DE PUTRÉFACTION

Nous les étudierons dans un même chapitre afin de mettre mieux en évidence les caractères qui les rapprochent et ceux qui les séparent. Ainsi le lecteur pourra se faire une idée plus nette de ces deux variétés intéressantes de diarrhées.

Elles se distinguent l'une de l'autre par deux caractères principaux :

1° La nature des aliments dont la digestion est troublée : dans un cas, élaboration insuffisante des hydrates de carbone et, dans l'autre, mauvaise digestion des albuminoïdes.

2° Les troubles intestinaux qui en résultent : fermentations abondantes et acides d'une part, putréfactions intenses et alcalines d'autre part.

Par contre, elles reconnaissent parfois la même origine, étant souvent provoquées par un certain degré d'insuffisance gastrique ou pancréatique; elles provoquent des troubles intestinaux assez analogues et nécessitent une thérapeutique basée sur des principes similaires.

I. — Les diarrhées de fermentation.

Elles ont été décrites pour la première fois par Schmidt et Strasburger en 1905, grâce à la méthode coprologique découverte par ces auteurs, qui, disent-ils, « a subi son épreuve du feu par la délimitation de ce syndrome, par son explication, et par sa thérapeutique correspondante ». Depuis, elles ont fait l'objet de multiples études, soit en Allemagne avec Meyer, von Tabora, Nothnagel et Rodella, soit en France avec A. Mathieu, J.-Ch. Roux, Goiffon, Hutinel.

A. Digestion normale des hydrates de carbone. — L'appareil digestif de l'homme est particulièrement bien développé pour la digestion complète des hydrates de carbone, puisqu'à l'état normal on ne trouve pas d'amidon dans les matières fécales après un régime pouvant comprendre plus de 300 grammes de purée de pommes de terre, tandis que 40 grammes de viande laissent des fibres musculaires en quantité assez considérable.

La digestion de l'amidon est commencée par la salive dans la bouche et continuée dans l'estomac jusqu'au moment où l'action du suc gastrique est suffisante pour la neutraliser. La muqueuse de l'estomac sécrète d'ailleurs une amylase dont l'action vient s'ajouter à celle de la ptyaline.

En arrivant dans l'intestin, les aliments sont attaqués par le suc pancréatique qui a une action extrêmement intense sur les féculents; au delà, l'amidon est digéré par plusieurs ferments intestinaux: amylase, lactase, invertine... Enfin, l'amidon est modifié par les microbes qui pullulent dans l'intestin et vivent à ses dépens.

La digestion complète des hydrates de carbone s'effectue sous cette double influence des ferments solubles d'une part (salive, suc pancréatique et sucs intestinaux) et des ferments figurés ou bactéries de l'autre.

Un seul point reste obscur. L'amidon est contenu dans une enveloppe de cellulose qui doit disparaître d'abord afin de permettre l'action des ferments solubles et des microbes. Or, ces transformations nécessaires de la cellulose sont encore mal connues ; mais il est certain qu'elles jouent un rôle important dans la production des diarrhées de fermentation.

B. Causes du déficit d'utilisation de l'amidon. — La mauvaise digestion de l'amidon a pour cause habituelle une insuffisance de la sécrétion de l'intestin grêle. « Le déficit digestif des hydrocarbonés, dit Schmidt, indique une lésion située à la hauteur de l'intestin grêle et s'explique très probablement par un trouble sécrétoire du suc de l'intestin grêle ». Nothnagel soutient de même que « toute apparition d'amidon en abondance dans les selles est pathologique et indique, selon toute probabilité, une affection de l'intestin grêle ».

L'*insuffisance sécrétoire* peut être plus complexe et intéresser l'estomac en même temps que l'intestin grêle. On constate alors de l'hypochlorhydrie intense ou de l'achylie, qui agissent en provoquant une évacuation trop hâtive de l'estomac et en faisant ainsi pénétrer dans l'intestin grêle un chyme grossier et par conséquent mal préparé à subir l'action des sécrétions intestinales.

La diarrhée de fermentation peut aussi être la conséquence de l'achylie pancréatique ; l'insuffisance de la digestion n'est pas alors limitée aux hydrates de carbone, et les selles renferment en même temps des graisses neutres et des fibres musculaires intactes.

A côté de ces insuffisances sécrétoires, une place importante doit être réservée aux *évacuations prématurées*. M. Goiffon a montré, en effet, que la digestion de l'amidon inachevée au cæcum se poursuivait pendant le séjour des matières dans le gros intestin. En cela, l'amidon suit le sort de la cellulose, des bactéries, des levures et des graisses dont la digestion est d'autant plus parfaite et la disparition dans les fèces d'autant plus complète que le séjour des matières dans l'intestin a été plus long. Il en résulte que l'évacuation rapide du contenu de l'intestin grêle et du cæcum fournira une selle pleine d'amidon. On reconnaîtra facilement l'intégrité des fonctions digestives dans ces cas, en constatant la bonne digestion des fibres musculaires et des graisses et en retrouvant habituellement des levures iodophiles et de l'amylase en abondance.

On peut attribuer aussi la mauvaise digestion de l'amidon à la viciation de la composition du milieu intestinal, le rendant défavorable à l'action des diastases (Goiffon). Il s'agit alors habituellement de putréfactions intenses, qui, par leur forte alcalinité, entravent les fermentations favorables à la digestion de l'amidon. Plus rarement on peut incriminer des fermentations trop actives ou l'abondance de graisses mal digérées.

Enfin, la diarhée de fermentation peut apparaître au cours du traitement des entérites par le régime végétarien, préconisé par Combe (de Lausanne). Pour que cette méthode donne de bons résultats, il faut obtenir une réplétion complète du gros intestin par les hydrates de carbone et on y parvient en donnant une alimentation où les potages, les pâtes et les purées constituent presque exclusivement l'alimentation de toute la journée. La plupart des entéritiques retirent les plus grands bénéfices de ce régime; mais chez quelques-uns l'amélioration n'est que passagère ; la tolérance pour les hydrates de carbone est vite épuisée et un régime de féculents continué trop longtemps entraîne l'apparition de nouveaux troubles intestinaux qui disparaissent dès qu'on leur redonne une alimentation carnée, impossible à supporter au début.

J.-Ch. Roux, qui a le premier signalé ces faits intéressants, les attribue à un déficit transitoire de la sécrétion intestinale qui semble épuisée par l'effort trop considérable qu'elle a dû fournir pour digérer une quantité trop importante de matières amylacées pendant trop longtemps ; quelques semaines de repos suffisent pour lui redonner une activité digestive, sans le secours d'aucun médicament. A. Mathieu croit que cette explication ne peut pas s'appliquer à tous les cas et que certains ont leur origine dans une insuffisance secrétoire de l'estomac souvent compliquée d'insuffisance pancréatique.

C. **Formes cliniques**. — Dans les cas bénins, la digestion insuffisante de l'amidon se manifeste surtout par une production extrêmement abondante de gaz intestinaux. C'est la *forme flatulente*. Les évacuations gazeuses apparaissent en général six heures après le repas où ont été ingérés les féculents. Cet horaire s'explique par la durée de la traversée de l'intestin grêle ; les aliments mettent ordinairement quatre heures pour passer de l'estomac dans le cæcum, s'y accumulent vers la cinquième ou sixième heure et y fermentent rapidement ; les gaz ainsi produits dans le cæcum sont éliminés par l'anus au fur et à mesure de leur production. Leur abondance est suffisante pour provoquer une brusque distension de l'intestin qui se traduit par une douleur assez vive.

Un tableau clinique assez analogue peut être réalisé par l'aérophagie, parce qu'une certaine quantité de l'air dégluti n'est pas rejeté immédiatement par la bouche, mais pénètre dans l'intestin, le distend en provoquant des douleurs assez vives, et finalement est évacué par l'anus. L'aérocolie est facile à différencier des fermentations intestinales parce qu'elle est précédée d'une étape gastrique et parce que l'émission des gaz par l'anus n'a pas d'horaire fixe.

L'insuffisance de la digestion des féculents peut être plus grave et s'accompagner de *diarrhée*. Les malades se plaignent alors de douleurs vagues localisées vers l'ombilic, d'un gonflement abdominal très pénible et d'une fréquence anormale des selles. Celles-ci se renouvellent trois ou quatre fois par jour ; elles ont une consistance pâteuse, une odeur butyrique, mais pas putride ; elles sont mousseuses et remplies de gaz ; leur réaction est très acide.

L'examen coprologique permet de constater au microscope des cellules de pommes de terre entières avec leur enveloppe de cellulose; leur contenu est bourré de grains d'amidon que l'iode colore en bleu. Sur le fond de la préparation, on aperçoit en outre de nombreux micro-organismes également colorés en bleu par l'iode. L'existance de cette flore iodophile spéciale est presque toujours l'indice d'un trouble de la digestion de l'amidon.

Enfin, si l'on abandonne un fragment de fèces dans le petit appareil imaginé par Schmidt et Strasburger, et simplifié par Goiffon, on constate au bout de quelques heures la production d'une quantité très considérable de gaz, en même temps que l'acidité des fèces augmente. *C'est l'épreuve de la fermentation.* Cette méthode, appliquée aux diarrhées putrides, donne des résultats opposés qui rendent facile le diagnostic différentiel : les gaz de putréfaction se dégagent en effet lentement, ont une odeur putride très pénible et s'accompagnent toujours d'une réaction alcaline.

La diarrhée de fermentation peut ne pas rester isolée et se compliquer secondairement d'*entérite catarrhale*. Ces formes sont surtout intéressantes au point de vue pratique, à cause des difficultés du traitement. A de tels malades on ne peut pas prescrire le régime courant des entérites parce qu'ils ne supportent pas les hydrates de carbone ; on ne peut pas non plus leur donner un régime riche en albuminoïdes à cause de leur entérite ; on est ainsi amené à conseiller un régime très large qui variera d'un moment à l'autre et ne conviendra qu'imparfaitement; aussi le traitement de telles formes sera-t-il toujours très long.

Il en sera de même lorsque la diarrhée de fermentation sera associée *à d'autres troubles sécrétoires*, et en particulier à de l'insuffisance gastrique ou pancréatique. On ne peut soigner ces malades qu'en donnant tantôt un régime de féculents, tantôt un régime d'albuminoïdes, suivant que prédominent les signes d'entérite ou les fermentations d'hydrates de carbone.

Ceci nous amène à la conclusion pratique de cette étude.

D. Traitement des diarrhées de fermentation. — Il doit surtout viser à diminuer les résidus alimentaires qui fermentent, c'est-à-dire les substances hydrocarbonées. On procédera comme chez un diabétique et, par une série d'essais en augmentant progressivement l'amidon, on arrivera à déterminer le degré de tolérance pour la pomme de terre qui est le féculent le plus difficile à digérer.

A l'état normal, on doit pouvoir digérer 250 grammes de purée de pommes de terre ; mais chez les malades que nous envisageons, la tolérance pour les hydrates de carbone peut être considérablement réduite et il suffit parfois de 50 grammes pour provoquer de la diarrhée.

On supprimera donc les amylacés difficiles à digérer et en particulier les pommes de terre, les châtaignes et les farines d'avoine. On permettra par contre ceux qui sont bien tolérés. Schmidt les classe dans l'ordre suivant : en premier lieu, le sucre de lait, le sucre de canne et tous les dérivés du sucre (confitures, gelées) ; en deuxième lieu, les farines de céréales en bouillie, surtout maltées, les semoules et tapiocas, le riz et le pain ; enfin les pommes de terre, les farines de légumes et les légumes au naturel.

L'alimentation sera surtout constituée par des albuminoïdes (viandes, œufs, graisses) et par des graisses (fromages, beurre).

Pratiquement, on peut indiquer le régime suivant proposé par J.-Ch. Roux :

Le matin : du thé, du pain grillé, du beurre et des confitures.

A midi : un plat de viande, un plat d'œufs ou de poisson, un plat d'hydrates de carbone choisi d'après sa tolérance spéciale, un fromage, de la confiture et des biscuits.

Le soir : régime analogue avec un potage.

La boisson sera composée de vin étendu d'eau, l'alcool étant bien supporté dans ces conditions.

Dans tous les cas, la digestion des hydrates de carbone sera facilitée par des diastases de l'orge germé, capables de transformer rapidement les féculents en sucres assimilables.

L'*amylodiastase* se prescrit soit sous forme de comprimés (deux après chaque repas), soit sous forme de sirop (à la dose de deux cuillerées à café après les repas).

En outre, on fera ingérer, une demi-heure avant chaque repas, une cuillerée à café de carbonate de chaux en suspension dans l'eau ; cette substance a pour but d'absorber les acides en excès.

La difficulté augmente dans l'institution d'un régime lorsque la dyspepsie amylacée se complique soit d'entérite, soit d'insuffisance gastrique ou pancréatique. Nous avons déjà dit comment on était réduit, chez ces malades, à donner, suivant les périodes, tantôt un régime carné et tantôt un régime amylacé.

La digestion sera grandement facilitée par la médication opothérapique qui variera suivant l'organe déficient. L'acide chlorhydrique et la gastérine donnent d'excellents résultats dans l'insuffisance gastrique et la pancréatine dans l'insuffisance pancréatique.

Enfin de petites doses d'opium ou de belladone serviront à soulager les malaises provoqués par les gaz trop abondants.

II. — Les diarrhées de putréfaction.

Nous suivrons dans leur exposé le même plan que pour les diarrhées de fermentation. Nous rappellerons d'abord brièvement comment se fait normalement la digestion des albuminoïdes ; nous verrons quelles sont les causes capables de troubler cette digestion ; nous décrirons les principaux types de diarrhées putrides et indiquerons en terminant les méthodes thérapeutiques les meilleures.

A. Digestion normale des albuminoïdes. — Trois sécrétions interviennent dans la transformation des substances albuminoïdes : la pepsine du suc gastrique, la trypsine du suc pancréatique et l'érepsine du suc intestinal. Ces sécrétions divisent la molécule albuminoïde et la transforment successivement en albumoses, en peptones, en polypeptides et enfin en acides aminés.

Le pouvoir digestif des sécrétions qui attaquent l'albumine est rapidement dépassé et il suffit, chez un individu sain, d'ajouter à un régime végétarien une petite quantité de viande pour qu'apparaissent dans les fèces des résidus de fibres musculaires non digérées.

Ces résidus non digérés s'accumulent dans le cæcum et le gros intestin et y deviennent la proie des microbes protéolytiques qui détruisent complètement la molécule albuminoïde et mettent en liberté d'une part des produits de putréfaction appartenant surtout à la série aromatique (phénol, indol, scatol) et d'autre part une série de composés ammoniacaux encore connus imparfaitement.

Ainsi la transformation des albuminoïdes, comme celle des hydrates de carbone, se fait en deux temps : d'abord une action des ferments digestifs dans l'intestin grêle, donnant naissance aux peptones et aux acides aminés ; ensuite, intervention des microbes protéolytiques dans le gros intestin, avec mise en liberté de corps putrides variés.

Les produits de putréfaction se forment donc uniquement dans le gros intestin et sous l'influence de microbes anaérobies, dont les principaux sont le *Bacillus putrificus*, le *Bacillus sporogenes* et le *Bacillus Welchii* (Tissier et Martelly). Ces microbes développent des produits fortement toxiques qui irritent d'abord la muqueuse intestinale, puis pénètrent dans le torrent circulatoire et vont exercer une action nocive sur tout l'organisme (Metchnikoff).

A l'état normal, ces effets nocifs ne se manifestent pas, parce que les parois de l'intestin ne se laissent pas pénétrer par les microbes vivant dans sa cavité, et parce que la dessiccation des matières diminue le pouvoir de diffusion des produits de putréfaction.

Mais il suffit de causes minimes pour paralyser la défense normale de l'organisme ; celui-ci se défend alors par une diarrhée qui élimine les substances putrides, de même que la diarrhée des urémiques élimine les substances toxiques.

B. Causes des diarrhées putrides. — Le cas le plus simple est l'*ingestion d'une viande trop faisandée* qui peut donner naissance à des putréfactions intenses et provoquer une débâcle diarrhéique plus ou moins abondante. Il s'agit ici d'un accident aigu purement accidentel, et qui disparaît rapidement.

Beaucoup plus importante est l'*insuffisance des sécrétions digestives.*

Dans l'*achylie gastrique,* par exemple, le tissu conjonctif cru n'est pas attaqué ; il en résulte que la viande peu cuite (dont les fibres sont toujours enveloppées de tissu conjonctif) n'est pas digérée. Les fibres musculaires traversent l'intestin grêle sans être attaquées et parviennent dans le gros intestin où elles se putréfient. Le même trouble s'observe dans l'*achylie pancréatique,* parce que la trypsine est nécessaire à la transformation des albuminoïdes, même dépouillées de leur gangue conjonctive par l'action de la pepsine.

Les diarrhées putrides peuvent s'observer aussi, en l'absence de toute insuffisance secrétoire, lorsque les matières stagnent trop longtemps dans le gros intestin ;

c'est ce qui se produit en particulier dans le *cancer du rectum*, qui retarde l'évacuation des matières fécales et permet ainsi leur putréfaction par les microbes protéo-ytiques.

Dans un autre groupe de faits, on doit ranger les malades chez lesquels l'albumine putréfiable ne vient pas de l'alimentation, mais *de la paroi intestinale elle-même*. Lorsque cette paroi est normale, elle digère et absorbe toute l'albumine soluble, de sorte qu'on n'en retrouve jamais la moindre trace dans les fèces, même dans les cas de diarrhée intense. Par contre, toutes les entérites peuvent produire facilement une quantité considérable d'albumine, qui se mélange aux matières, se putréfie et entretient ainsi l'inflammation de l'intestin. Schmidt a montré qu'il existe dans ces cas deux variétés d'albumine : d'abord des *nucléo-albumines*, qui proviennent de l'épithélium de la paroi et sont la conséquence physiologique de la chute épithéliale. Cette desquamation s'observe donc à l'état normal, mais elle est trop peu abondante pour être décelée dans les matières. Elle augmente au contraire dans les entérites. Sa constatation acquiert ainsi une valeur pathologique qui a été bien mise en évidence récemment par MM. Labbé et Canat.

Dans les cas graves, les fèces renferment en outre de *l'albumine soluble*. Celle-ci est toujours pathologique et provient de la sécrétion de la paroi du gros intestin. Schmidt admet qu'une selle diarrhéique, avec absence totale de mucus (mais ayant la réaction de l'albumine dissoute, et de la putréfaction à l'épreuve de l'étuve), contient du sérum transsudé, ce qui signifie un état irritatif ou inflammatoire léger, ou bien encore l'existence d'ulcérations de la muqueuse. On est actuellement plus affirmatif, et MM. Labbé et Canat soutiennent avec raison que l'albumine soluble est dans tous les cas un signe certain d'entérite grave, avec ulcération profonde de la muqueuse.

C. Formes cliniques. — En laissant de côté l'indigestion aiguë par absorption de mets trop faisandés, nous décrirons deux types principaux de diarrhée de putréfaction. Le premier est lié à l'insuffisance des sécrétions digestives et le second aux inflammations graves de la muqueuse intestinale.

L'achylie gastrique ou *pancréatique* provoque de la diarrhée simple, sans entérite. Le malade n'accuse ni douleurs vives ni gonflement abdominal intense; il se plaint simplement d'avoir deux trois selles par jour, mal liées, très fétides, de couleur foncée.

L'examen coprologique permet de préciser les caractères de ces selles. Il fait constater d'abord leur aspect brun foncé et leur fétidité particulièrement pénible qui contraste avec le peu d'abondance des fermentations. Au microscope, on aperçoit de nombreux résidus; ce sont surtout des débris de fibres musculaires, abondants, volumineux, ayant conservé leur double striation, et des phosphates ammoniaco-magnésiens, facilement reconnaissables à leur aspect spécial en forme de couvercle de cercueil; on voit aussi quelques acides gras, des graisses neutres et des grains d'amidon.

La réaction des selles putrides est fortement alcaline; cette alcalinité augmente en même temps que des gaz excessivement fétides se dégagent lorsqu'on pratique l'épreuve de la fermentation. Le dégagement des gaz se fait beaucoup plus lentement dans la fermentation des albumines que dans celle des hydrates de carbone; aussi faut-il laisser l'appareil à l'étuve pendant quarante-huit heures.

On retrouve ces mêmes symptômes dans les diarrhées putrides qu'on observe au cours des *entérites chroniques*. Dans ces cas, on constate en outre deux signes importants : l'un clinique, le *mucus*, signature de l'entérite;

l'autre coprologique, l'*albumine soluble*, signature de l'ulcération de la muqueuse.

La constatation du mucus est facile : par contre, la recherche de l'albumine soluble est assez délicate. Nous l'avons exposée dans la première partie de cet ouvrage, au chapitre consacré à l'examen coprologique.

D. Traitement des diarrhées putrides. — Chez tous les malades atteints d'entérite, avec putréfaction des matières albuminoïdes, le traitement doit consister d'abord à supprimer de l'alimentation les albumines, et surtout les albumines animales qui sont plus nocives. On prescrira donc le régime végétarien parce que les aliments hydrocarbonés ne peuvent pas se putréfier.

Dans les cas plus sérieux où la muqueuse intestinale laisse transsuder de l'albumine soluble, on essaiera de s'opposer directement à la putréfaction de cette albumine par l'emploi de substances antiseptiques.

On peut s'adresser aux *astringents* (bismuth, tanin); ils ont parfois des effets irritants chez les entéritiques avancés lorsqu'on les administre sous la forme insoluble.

On peut employer aussi les *antiseptiques chimiques* (benzonaphtol, salol, chloramine). Mais on s'adresse de préférence aux agents pouvant produire une *désinfection biologique*.

Ce procédé est basé sur les recherches de Tissier qui a le premier montré expérimentalement la possibilité d'arrêter les putréfactions intestinales en opposant aux microbes protéolytiques d'autres microbes qui se développent aux dépens des hydrates de carbone en produisant de l'acide lactique en abondance. Appliquant ces données théoriques à la thérapeutique humaine, Tissier a préconisé l'usage d'un bouillon de culture de bacille paralactique et de *Bacillus bifidus*. Il existe actuellement dans le commerce de très nombreuses variétés de ferments lactiques qui malheureusement ne donnent pas toujours les résultats merveilleux qu'elles annoncent.

Enfin, il faut se préoccuper de l'insuffisance des sécrétions digestives chargées de digérer les albuminoïdes. C'est l'examen coprologique qui permet de les reconnaître et c'est la médication opothérapique qui les combat avec le plus d'efficacité.

BIBLIOGRAPHIE.

AMANN. — La cellulose digérable dans les matières fécales (*Revue médicale de la suisse romande*, 20 février 1910).

COMBE. — Traitement de l'entérite muco-membraneuse (Baillière, éditeur, 1905).

GOIFFON. — Appareil simple pour la fermentation (*Archives des mal. de l'app. digestif*, 1910, nº 5).

GOIFFON. — Causes du déficit d'utilisation de l'amidon (*Archives des mal. de l'app. digestif*, 1913, nº 8).

HUTINEL. — La diarrhée des féculents chez les enfants (*Presse médicale*, 27 décembre 1913).

LABBÉ et CANAT. — Valeur pronostique de l'albumine soluble et du sang dans les fèces (*Presse médicale*, 26 septembre 1918).

LABBÉ, CARRIÉ et ROLAND. — Un cas d'entéro-colite chronique avec insuffisance amylopeptique (*Bull. de la Soc. méd. hôp. Paris*, 8 décembre 1910).

LOHRISCH. — Le processus de la digestion de la cellulose (*Zeitschrift für experim. Path. und. Therapie*, Bd. V).

METCHNIKOFF. — Études sur la flore intestinale (*Annales de l'Institut Pasteur*, 1909).

MEYER. — La dyspepsie intestinale fermentative (*Deutsche Archiv. für klinische Medizin*, 1908).

RODELLA. — Valeur clinique de la flore intestinale colorable à l'iode dans différentes affections du tube digestif (*Wiener klin. Woch.*, 1909).

ROUX (J.-CH.). — Les diarrhées consécutives au régime amylacé dans le traitement des entérites (*Archives des mal. de l'app. digestif*, 1909, p. 715).

ROUX (J.-CH.). — Pathologie gastro-intestinale (avec A. Mathieu), 3ᵉ série, p. 234 et p. 264.

SCHMIDT. — Sur la fermentation fécale et l'usage du régime d'épreuve pour l'examen des fonctions intestinales (*Deutsche Archiv. für klin. Med.*, 1908).

TISSIER et GASCHING. — *Annales de l'Institut Pasteur*, 1903.

TISSIER et MARTELLY. — *Annales de l'Institut Pasteur*, 1902.

II

LES DIARRHÉES D'ORIGINE MÉCANIQUE

LES SYNDROMES INTESTINAUX D'ORIGINE CARDIO - VASCULAIRE

L'association des troubles digestifs aux maladies du cœur est fréquente. Les descriptions cliniques, déjà anciennes, de Potain, de Rendu et de Huchard ont permis de distinguer deux variétés dans ces accidents; la première est caractérisée par de l'atonie, du gonflement et de la paresse digestive; on l'observe dans les maladies de l'orifice mitral et dans l'asystolie. La seconde se traduit par des crises subites et violentes; elle est l'apanage des affections aortiques.

Lorsque les lésions ne sont pas localisées au cœur, mais intéressent d'une manière spéciale les vaisseaux nourriciers de l'intestin (artères de la paroi, artères mésentériques ou aorte abdominale), les troubles qui en résultent affectent une symptomatologie spéciale, encore assez obscure malgré les nombreuses recherches des auteurs contemporains.

Nous allons essayer de résumer aussi clairement que possible les divers syndromes digestifs que l'on peut observer chez les mitraux, chez les aortiques et chez les artérioscléreux, laissant partiellement dans l'ombre les troubles gastriques, et en insistant particulièrement au contraire sur les désordres intestinaux.

1. — TROUBLES DYSPEPTIQUES DES MITRAUX
ET DES ASYSTOLIQUES

Ces troubles reproduisent trait pour trait le tableau clinique du syndrome dyspeptique désigné par A. Mathieu sous le nom de phénomènes sensitivo-moteurs.

L'anorexie est la règle et le dégoût des aliments peut être électif et porter surtout sur la viande et les graisses. Après les repas apparaît du gonflement épigastrique obligeant le malade à desserrer ses vêtements. Celui-ci éprouve au creux épigastrique une sensation de pesanteur et de gêne ; son visage se congestionne et il est saisi par le besoin impérieux de dormir. Puis surviennent quelques éructations, et les malaises disparaissent.

Des troubles analogues peuvent être observés au niveau de l'intestin ; les plus fréquents sont les gaz et le météorisme abdominal. La constipation est habituelle. Cependant beaucoup de mitraux souffrent d'alternatives de constipation et de diarrhée. Enfin, lorsque l'insuffisance cardiaque augmente, la diarrhée s'installe à l'état permanent. Cette diarrhée constitue pour certains malades pléthoriques un phénomène heureux et véritablement providentiel, mais on comprend qu'il soit parfois difficile de reconnaître derrière ces manifestations diarrhéiques une affection mitrale ou une menace d'asystolie. C'est à cette catégorie de malades que s'applique le mot de G. Sée : « Le malade est entré dyspeptique dans votre cabinet, il en sort cardiaque. »

Le *diagnostic étiologique* serait très délicat, si ces troubles dyspeptiques étaient la seule manifestation de l'insuffisance cardiaque. En réalité, celle-ci se révèle toujours à un examen attentif. Le malade présente ordinairement de la dyspnée d'effort qui a précédé les troubles digestifs, mais s'est accentuée avec eux ; son foie est souvent augmenté de volume et sensible à la palpation ; ses urines sont foncées en couleur et raréfiées ; elles renferment parfois des traces d'albumine.

Dans tous les cas douteux, l'*épreuve thérapeutique* sera des plus utiles.

Pour qu'elle soit absolument démonstrative, il est bon de ne pas modifier immédiatement le régime du malade et d'instituer uniquement la médication digitalique ; si les troubles digestifs régressent rapidement, on pourra affirmer qu'ils relevaient de l'insuffisance cardiaque.

Pathogénie.

Celle-ci agit d'une manière mécanique en provoquant de la congestion passive au niveau de l'estomac, de l'intestin et des glandes annexes (foie et pancréas). Ces phénomènes de stase ont été constatés dans maintes autopsies. M. Lœper croit que « les lésions du foie priment de beaucoup les autres : tout fait supposer même qu'elles les précèdent et en quelque sorte les permettent. Le foie est un grand réservoir qui préserve pour un temps la circulation porte et les organes qui en dépendent ; s'il se laisse forcer, le système porte se dilate, la tension augmente dans les veines gastriques, pancréatiques et intestinales et tout le fonctionnement gastrique s'en trouve compromis ».

Traitement.

1º Il doit viser tout d'abord à diminuer la pléthore abdominale. Cette indication sera remplie par la prescription d'un purgatif léger (sulfate de soude, podophyllin ou scamonnée).

2º Parallèlement au purgatif, on doit donner un tonique cardiaque et un diurétique. Les pilules de Lancereaux suffisent dans les cas légers : elles renferment chacune 10 centigrammes de digitale, scamonnée et scille. Lorsque l'asystolie est constituée, il est nécessaire de prescrire la digitaline, soit par voie buccale (X gouttes par jour de la solution alcoolique au millième), soit par injections intra-musculaires (à dose équivalente). On prescrira en même temps le repos au lit et le régime lacté absolu.

3º Il est parfois utile de réveiller les contractions de l'estomac et de l'intestin par quelques gouttes de noix vomique et de suppléer aux insuffisances digestives par des préparations opothérapiques (pepsine, pancréatine, extrait biliaire).

La crise passée, le malade devra être l'objet d'une sur-veillance médicale rigoureuse, éviter tout excès alimen-taire, combattre la constipation et prévenir de nouvelles poussées d'asystolie par une thérapeutique toni-cardiaque discontinue.

II. — CRISES INTESTINALES DES AORTIQUES

Les lésions de l'aorte thoracique provoquent souvent des manifestations gastriques qui revêtent deux types principaux : d'une part des accès de gastralgie, courts et violents, survenant ordinairement deux heures après les repas; d'autre part, des crises d'angines de poitrine à localisation gastralgique.

Lorsque la lésion artérielle n'est pas localisée à l'aorte thoracique, mais s'étend à l'aorte abdominale, les troubles gastriques sont remplacés par des accidents intestinaux qui peuvent être considérés comme des équivalents inférieurs des crises gastriques, auxquelles ils peuvent d'ailleurs s'associer.

Ces accidents intestinaux peuvent revêtir quatre types principaux (Lœper). Nous mentionnerons simplement les *crises coprostatiques*, qui simulent l'obstruction et même l'occlusion intestinale la plus franche et les *crises mucorrhéiques* pouvant réaliser le syndrome banal de l'entérocolite muco-membraneuse.

Plus intéressantes sont les deux autres variétés qui ont été décrites sous le nom de *crises entéralgiques* et de *crises diarrhéiques*.

Les premières débutent brusquement et la douleur atteint d'emblée son maximum ; elle siège dans la région péri-ombilicale et s'accompagne d'une sensation d'angoisse qui rappelle celle de l'angine de poitrine classique : l'accès douloureux se termine parfois par une débâcle diarrhéique.

Les *crises diarrhéiques* sont souvent précédées d'une période plus ou moins longue de douleurs intestinales, puis brusquement, pendant la nuit ou le matin au réveil, le malade est pris d'un besoin impérieux d'aller à la selle. Chaque émission est composée d'une quantité considérable de liquide séro-muqueux mousseux, contenant à peine trace de matières fécales. Ces évacuations aqueuses se répètent à intervalles très rapprochés : huit à dix fois en vingt-quatre heures. Puis elles redeviennent normales, au moins provisoirement, car il n'est pas rare de voir ces crises se renouveler à intervalles plus ou moins rapprochés.

Le *diagnostic* exact de ces accidents est souvent difficile parce que les troubles intestinaux masquent les lésions aortiques. Celles-ci sont toujours peu apparentes et demandent à être recherchées avec soin. Les signes cardinaux de l'aortite abdominale sont, d'après Teissier, l'incurvation ou déviation de l'aorte qui la fait battre à gauche de la ligne médiane, son élargissement, sa mobilité latérale, enfin l'existence d'une hypertension locale au niveau des membres inférieurs, constituant le signe de la pédieuse. A ces symptômes, on doit ajouter le signe de la splénique (Lœper) et les résultats souvent très précis de la radiographie.

La *pathogénie* de ces accidents est assez délicate. Dans quelques observations où l'aortite est évidente, où les lésions de péri-aortite soudent l'aorte aux tissus voisins, où l'inflammation gagne nettement les filets nerveux, la crise intestinale apparaît vraiment comme une crise de névrite; quand les lésions sont discrètes et limitées à l'artère et que le système nerveux peut être considéré comme intact, la névralgie solaire semble encore très vraisemblable (Lœper). C'est ce que Guyot exprime dans la formule suivante : « Ces syndromes sont d'origine artérielle, mais d'expression nerveuse ».

Le plexus solaire inférieur tient sous sa dépendance tout le fonctionnement de l'intestin. Expérimentalement, son excitation a un effet vaso-constricteur, qui explique les phénomènes douloureux et la constipation, sans qu'il soit nécessaire de faire intervenir une hypertension primitive des vaisseaux de l'intestin.

Cette pathogénie nerveuse s'impose encore davantage pour les crises de diarrhée dont l'apparition brusque sans rapport avec l'alimentation rappelle tout à fait les brusques modifications du système vaso-moteur. Teissier les attribue à un véritable œdème aigu de l'intestin, phénomène vaso-moteur qui est à l'aortite abdominale ce qu'est l'œdème aigu des poumons par rapport à l'aortite de la crosse. « On peut admettre, dit-il, que l'irritation des filets sympathiques par la péri-aortite va exciter le centre réflexe, les ganglions mésentériques, d'où part une incitation vaso-dilatatrice pour les nefs vaso-moteurs de l'intestin. »

La *thérapeutique* doit s'inspirer de cette pathogénie, et s'adresser aux deux éléments du syndrome morbide.

On calmera les phénomènes douloureux par des applications de glace et une injection de morphine et, les jours suivants, on prescrira du bromure pour diminuer l'excitabilité du plexus solaire. En même temps on s'efforcera de modifier l'état des artères par de petites doses d'iodure et par le traitement mercuriel, dans les cas nombreux où la syphilis pourra être incriminée.

III. — ARTÉRIO-SCLÉROSE INTESTINALE

Les lésions artérielles de l'intestin sont relativement peu fréquentes, mais ce fait tient peut-être à ce qu'elles ne sont pas suffisamment recherchées.

On les observe surtout chez les sujets d'un certain âge, en particulier chez les goutteux et les alcooliques. La syphilis est souvent en cause à cause de sa prédilection pour les artères; plus rarement on peut invoquer la tuberculose intestinale ou une fièvre typhoïde antérieure.

Les symptômes varient suivant la localisation des lésions artérielles. Celles-ci peuvent en effet rester localisées aux artères pariétales de l'intestin ou intéresser les artères mésentériques; elles peuvent d'autre part provoquer simplement le rétrécissement des vaisseaux ou aboutir au contraire à leur complète oblitération; on est ainsi amené à décrire trois *types cliniques principaux.*

a. Les crises de diarrhée simple et de diarrhée sanglante ;

b. L'infarctus et la nécrose par thrombose ;

c. Les crises de méiopragie intermittente de l'intestin.

a. Crises de diarrhée simple et de diarrhée sanglante. — Les selles sont aqueuses, abondantes, ordinairement accompagnées de douleurs paroxystiques; elles renferment souvent du sang en quantité suffisante pour attirer l'attention du malade. Elles conservent ces caractères pendant plusieurs jours, parfois pendant des semaines et des mois. On voit survenir souvent des *hémorragies intestinales* abondantes qui peuvent apparaître inopinément comme premier symptôme de l'altération des vaisseaux de l'intestin, ou succéder à une période de diarrhée sanglante.

L'examen complet du malade révèle habituellement des lésions artérielles dans d'autres territoires : radiales et temporales sinueuses, hypertension, éclat du deuxième bruit à la base. Dans d'autres cas, on constate l'hypertrophie du foie et de la rate, qui caractérisent la maladie amyloïde ; enfin il est fréquent d'observer une altération de l'état général, avec pâleur, fatigue et amaigrissement.

Le *pronostic* de ces accidents doit toujours être réservé. La mort peut survenir en quelques jours et être provoquée par une hémorragie plus abondante et, même dans les cas favorables, l'artérite crée un terrain de moindre résistance qui se révélera à la suite d'une infection ou d'une intoxication.

A *l'autopsie,* on constate de la congestion de la muqueuse avec taches hémorragiques et parfois petites ulcérations.

Le *microscope* révèle de l'infiltration de la sous-muqueuse par une substance claire renfermant de nombreuses cellules inflammatoires, quelques suffusions hémorragiques et un épaississement très marqué de l'endartère des vaisseaux.

L'oblitération des artérioles entraîne de l'hypertension veineuse qui permet une exsudation séreuse abondante dans toutes les tuniques de la paroi intestinale. Cet œdème prédomine dans la sous-muqueuse et joue un rôle important dans la production de la diarrhée. Si l'hypertension provoque la rupture de quelques capillaires, les hémorragies apparaissent. Enfin les lésions, en progressant, provoquent l'oblitération complète des vaisseaux et aboutissent ainsi à l'infarctus et à la nécrose.

b. **Infarctus et nécrose de l'intestin par thrombose artérielle.** — Cette complication très grave constitue le syndrome ultime de l'artériosclérose intestinale et aboutit ordinairement à la mort en quelques jours.

Son début est brusque ; il est caractérisé par une douleur violente en coup de poignard, de l'angoisse, et suivi rapidement de diarrhée profuse et sanglante, constituée par des selles fréquentes, liquides et fétides. Cette phase de diarrhée ne dure que quarante-huit heures ; elle est alors remplacée par les signes habituels de l'occlusion intestinale : vomissements porracés et fécaloïdes, ballonnement considérable du ventre, hoquet, enfin collapsus et mort. Ce *drame mésentérique* (Parmentier et Chabrol) ne dure que quelques jours. Une intervention précoce constitue la seule chance de salut.

c. **Crise de méiopragie intermittente de l'intestin.** — Ce syndrome clinique, caractérisé essentiellement par l'intermittence de ses manifestations, évolue par accès, qui ne durent que quelques heures, mais se renouvellent souvent.

Ces accès sont provoqués tantôt par l'alimentation et tantôt par la fatigue physique. Ils se traduisent par de violentes douleurs qui rappellent celles de l'angine de poitrine et s'accompagnent d'angoisse ; on voit apparaître en même temps du ballonnement intestinal qui refoule le diaphragme au point de rendre la respiration difficile et de provoquer parfois du collapsus. La crise se termine par une émission abondante de gaz et par une selle très fétide.

On a comparé avec raison cette crise de méiopragie intestinale avec la claudication intermittente des membres inférieurs décrite par Charcot, puis par Erb. Sa pathogénie semble analogue : les lésions des artères mésentériques sont compatibles avec l'irrigation peu active de l'intestin au repos absolu ou relatif; mais qu'un excès alimentaire amène une plus grande activité des processus digestifs, l'intestin surmené a besoin d'une circulation très intense : les artères mésentériques ne peuvent plus suffire et le syndrome apparaît.

Lorsque les accès sont indépendants de l'alimentation,

il faut pour les expliquer faire intervenir le spasme des vaisseaux mésentériques. Cette action pathologique du spasme rapproche la méiopragie intestinale du syndrome de Raynaud ; aussi Guyot a-t-il pu employer l'expression imagée de « maladie de Raynaud de l'intestin ».

Le *traitement* de ces crises est simple. Il faut prescrire le lit, la diète absolue et des applications chaudes sur l'abdomen. Les lavements de bromure d'ammonium sont indiqués contre les phénomènes spasmodiques et la teinture de strophantus (X gouttes trois fois par jour) est utile pour renforcer l'activité du cœur. La crise une fois passée, il faut essayer d'en prévenir le retour en évitant tout surmenage physique et alimentaire et en prescrivant une médication hypotensive.

BIBLIOGRAPHIE.

ADENOT. — Thrombose de l'artère mésentérique inférieure et gangrène du côlon (*Revue de médecine*, mars 1890).

BOINET. — Aortite abdominale (*in Nouveau traité de médecine* de Gilbert et Thoinot, t. XXIV).

BONNAMOUR. — L'artériosclérose gastro-intestinale (revue générale) (*Gaz. des hôp.*, 16 sept. 1911).

CARRIÈRE. — Les gastropathies d'origine cardiaque (revue générale) (*Gaz. des hôp.*, 16 juin 1900).

CHEINISSE. — L'artériosclérose gastrique (revue générale) (*Semaine médicale*, 1907, n° 33). — L'artériosclérose intestinale (revue générale) (*Semaine médicale*, 1907, n° 50).

FAROY et LIAN. — Les troubles dyspeptiques de l'insuffisance cardiaque (*Gaz. des hôp.*, 23 juin 1914).

GALLAVARDIN. — Embolie et thrombose des vaisseaux mésentériques (revue générale) (*Gaz. des hôp.*, 24 août 1901).

GOYET. — Les syndromes intestinaux d'origine artérielle (Thèse de Lyon, 1912-1913).

LAGANE. — Artériosclérose intestinale (*Progrès médical*, 21 oct. 1911). — Les artérites intestinales (Thèse de Paris, 1911-1912).

LIAN. — Des troubles dyspeptiques de l'insuffisance cardiaque (*Congrès International de Londres*, août 1913).

LŒPER. — Les dyspepsies complexes des mitraux (*Progrès médical*, 28 février 1914 et Leçons de pathologie digestive, 3° série). — Les crises intestinales des aortiques (*Progrès médical*, 1910 et Leçons de pathologie digestive, 2° série).

MATHIEU et ROUX. — Aortite abdominale et douleurs gastro-enté-ralgiques (*Archives des mal. de l'app. digestif*, 1907, p. 39).

MÉRIEL. — Infarctus hémorragique de l'intestin grêle par oblitération artérielle chez un syphilitique (*Province médicale*, 1909).

MORDCOVITCH (Mⁱˢ). — Les crises intestinales des aortiques (Thèse de Paris, 1912).

MOREL. — Contribution à l'étude de la dégénérescence amyloïde de l'intestin et du poumon (*Société de médecine de Toulouse*, 1894).

MORISSET. — Embolie artérielle mésentérique (Thèse de Bordeaux, 1907).

PAL. — Les crises vasculaires, 1904.

PARMENTIER et CHABROL. — Infarctus hémorragique de l'anse sig-moïde par athérome artériel et thrombose veineuse (*Archives des mal. de l'app. digestif*, février 1908).

PIC et BONNAMOUR. — L'artériosclérose intestinale (*in Maladies des vieillards*, collection Testut).

SAUVÉ. — De l'oblitération des vaisseaux mésentériques (*Journal de chirurgie*, novembre 1910).

TARAVELLIER. — Contribution à l'étude de l'oblitération des vaisseaux mésentériques (Thèse de Lyon, 1910-1911).

TEISSIER. — Sur le diagnostic de l'aortite abdominale (*Semaine médicale*, 1902 et *XVIᵉ Congrès de médecine interne*, Toulouse, avril 1902).

III

LES DIARRHÉES TOXIQUES

LES FORMES DIGESTIVES
DE L'INSUFFISANCE RÉNALE

L'insuffisance des fonctions rénales provoque un état d'intoxication chronique qui peut se traduire d'une façon prédominante ou exclusive par des troubles dyspeptiques. Ces troubles peuvent intéresser tous les segments du tube digestif ; c'est ainsi qu'on a décrit des stomatites urémiques et des sialorrhées intermittentes chez les brightiques. Mais c'est l'estomac et l'intestin grêle qui présentent les manifestations les plus fréquentes et les plus intéressantes ; parfois séparées, plus souvent associées, ces manifestations doivent être considérées dans leur ensemble, et c'est pour cela que nous décrirons brièvement les troubles gastriques d'origine rénale avant d'étudier en détail les diarrhées brightiques et urémiques.

I. — FORMES DYSPEPTIQUES DE L'INSUFFISANCE RÉNALE

Le mal de Bright détermine au niveau de l'estomac une série de troubles qui vont de la simple gastralgie jusqu'à l'ulcère, et de l'indigestion banale jusqu'à l'intolérance gastrique absolue.

Suivant la prédominance des troubles fonctionnels observés, on peut distinguer :

A. Les formes chlorurémiques qui se manifestent surtout par l'hyperchlorhydrie.

B. Les formes azotémiques avec intolérance gastrique, vomissements et parfois hémorragies.

A. — Formes chlorurémiques.

Lorsque l'élimination du chlorure de sodium est entravée au niveau des reins, ce sel s'accumule d'abord dans les tissus et les humeurs, puis l'organisme se défend en mettant en jeu d'autres émonctoires tels que la muqueuse bronchique et surtout la muqueuse gastro-intestinale. Alors apparaissent du côté de l'estomac un certain nombre de troubles fonctionnels qui ont été signalés d'abord par Enriquez et Ambard, puis par Castaigne, enfin par Surmont et Dehon.

Ces troubles réalisent deux types cliniques principaux :

Le *premier type*, le plus atténué, ne se manifeste que par des symptômes vagues, quelques malaises pendant la digestion et une légère torpeur. Chez ces malades, il faut toute la sagacité du médecin et un examen méthodique et systématique des différents appareils pour préciser la notion d'hyperchlorhydrie assez souvent confuse et surtout pour dépister l'insuffisance rénale. On devra d'abord étudier le chimisme gastrique, puis examiner avec soin l'appareil cardio-rénal. On constatera une augmentation du volume du cœur se traduisant par un abaissement de la pointe et une exagération du diamètre longitudinal à l'examen orthodiagraphique. L'auscultation fera entendre une exagération du deuxième bruit au niveau du foyer aortique ; souvent ce second bruit a déjà pris le timbre clangoreux révélateur de l'hypertension.

Les urines renferment habituellement des traces indosables d'albumine, et l'épreuve de la chlorurie alimentaire est positive.

Le *deuxième type* morbide est caractérisé par l'*hyper-chlorhydrie douloureuse* apparaissant de deux à quatre heures après les repas. Il est habituel de trouver chez ces malades, lors de l'exploration fonctionnelle de l'estomac, un taux de chlore élevé; d'autre part, les symptômes cardio-rénaux sont ordinairement assez marqués; la matité et l'ombre cardiaque sont franchement augmentées, l'aorte est volumineuse, le deuxième bruit aortique est clangoreux, la pression artérielle est très élevée.

Les urines renferment ordinairement plusieurs grammes d'albumine; il existe de l'oligurie et de la pollakiurie nocturne.

Enfin, il faut signaler quelques troubles fonctionnels : de l'œdème vespéral à la région tibiale et une tendance plus ou moins prononcée à l'essoufflement.

Le *diagnostic* de ces dyspepsies chlorurémiques est facile, à la condition de penser toujours à la possibilité de l'origine rénale de l'hypersécrétion gastrique et d'examiner systématiquement les fonctions cardio-rénales de tous les dyspeptiques. Dans les cas où l'hypersécrétion chlorée de l'estomac sera fonction de l'imperméabilité rénale, le traitement de cette dernière apportera un soulagement rapide, et on verra l'hypersécrétion gastrique s'atténuer en même temps que les signes de rétention chlorurée disparaîtront.

MM. Surmont et Dehon préconisent contre la rétention chlorurée le *traitement* suivant :

a. Régime achloruré très rigoureux ;

b. Théobromine et opothérapie rénale ;

c. Médication gastrique destinée à diminuer l'hyperesthésie de la muqueuse et l'hypersécrétion glandulaire : bismuth et poudres alcalino-terreuses.

Quelques semaines sont suffisantes pour améliorer et souvent guérir ces malades.

B. — Formes azotémiques.

Elles sont plus fréquentes et plus graves que les formes chlorurémiques ; aussi ont-elles attiré l'attention de nombreux cliniciens depuis Lancereaux. Nous citerons simplement les travaux de A. Mathieu, de Huchard, de Castaigne, enfin de Widal et de ses élèves.

L'urémie lente, à détermination gastrique prédominante, se présente sous diverses formes.

L'une des plus habituelles revêt le type de l'*embarras gastrique à répétition*. Elle survient surtout chez des personnes âgées à l'occasion d'un écart de régime ou d'une alimentation trop riche en viande.

Elle se traduit par des vomissements alimentaires, puis muqueux, caractérisés par leur persistance et leur répétition ; ces vomissements n'amènent pas une guérison complète, et le malade reste pendant plus d'une semaine dans un état d'intoxication chronique, se manifestant par un état nauséeux et une langue saburrale, puis tout finit par rentrer dans l'ordre, mais les récidives sont fréquentes.

En se rapprochant, les crises deviennent plus graves et plus prolongées ; en quelques mois s'installe un état dyspeptique permanent qui constitue l'*urémie gastrique* proprement dite. On constate alors de l'anorexie, un état nauséeux permanent et des vomissements répétés.

L'anorexie est plus ou moins marquée ; elle va chez certains malades jusqu'au dégoût alimentaire et finit par être invincible. L'état nauséeux se montre d'abord le matin à jeun, mais il tend à devenir permanent. Les vomissements surviennent par crises paroxystiques, mais dans les formes graves ils sont continuels et véritablement incoercibles ; suivant les cas, ils sont alimentaires, bilieux, muqueux ou aqueux ; ils renferment parfois des quantités importantes d'urée.

Les hémorragies ne sont pas exceptionnelles; ce sont de véritables hématémèses et plus souvent un petit suintement sanguin décelable seulement par la réaction de Weber.

Enfin, il est fréquent d'observer du côté de l'intestin soit de la diarrhée séreuse, soit de l'entérite banale, soit des selles sanglantes.

Certains de ces cas d'urémie gastrique ressemblent tellement au cancer de l'estomac, que le *diagnostic* différentiel en est très difficile. M. Mathieu d'une part, M. Castaigne de l'autre, ont cherché à préciser les éléments de ce diagnostic et ont insisté sur l'importance de l'état nauséeux permanent, sur l'absence de tumeur épigastrique et sur la rareté des hémorragies occultes qui sont la règle dans le cancer.

On tiendra encore plus grand compte des signes de néphrite, des signes d'artériosclérose et des accidents concomitants d'urémie.

Le *traitement* comporte trois indications essentielles (Mathieu) :

1° Réduire suffisamment les accidents d'intoxication gastro-intestinale par la prescription d'un régime : diète hydrique au début, puis régime lacté, enfin régime lacto-végétarien.

2° Favoriser la diurèse par la théobromine, la scille et même la digitale.

3° Provoquer une évacuation intestinale rapide par une cure luxative : petites doses de poudre de scamonnée ou lavements purgatifs.

II. — FORMES INTESTINALES DE L'INSUFFISANCE RÉNALE

L'insuffisance fonctionnelle du rein détermine, au niveau de l'intestin, une série de troubles morbides, qu'on peut ramener à trois types principaux :

A. Forme diarrhéique pure;

B. Forme entéritique ;
C. Forme ulcéreuse.

A. — Forme diarrhéique pure.

Elle est connue depuis longtemps puisque, dès 1860, Treitz insistait sur les caractères de certaines diarrhées, « récidivantes, presque incoercibles, tantôt séreuses et hydrorrhéiques, tantôt muco-sanguinolentes et pouvant revêtir l'aspect dysentérique ».

La diarrhée est ordinairement modérée, mais résiste aux traitements habituels ; le malade a chaque jour deux ou trois selles liquides, fétides, accompagnées de coliques avec gargouillement, ténesme et sensation de brûlure à l'anus. Mais lorsque les lésions du rein sont plus graves, la diarrhée devient plus intense ; c'est, dit Laufer, une diarrhée séreuse, abondante, incoercible, « sans ténesme, sans débris, de couleur jaune pâle ou grisâtre, incolore ». Elle présente une réaction alcaline, une odeur ammoniacale, et renferme ordinairement 1 gramme d'urée par litre. Le malade présente en même temps de la sécheresse de la langue, des nausées persistantes et parfois des vomissements.

L'atteinte rénale se traduit par de la somnolence ou de la torpeur, par de la céphalée, de la dyspnée, des crampes, enfin par une diminution importante du volume des urines.

Les cas heureux se terminent plus ou moins vite par une débâcle urinaire et la disparition des signes digestifs. Au contraire, lorsque l'évolution doit être fatale, la quantité des urines diminue, l'albuminurie augmente, l'azotémie s'accroît : en même temps, des crises convulsives succèdent à la somnolence et le malade ne tarde pas à succomber dans le coma.

Suivant l'expression de M. Mattei : « Le malade diarrhéique de l'entrée meurt en urémique ».

B. — Forme entéritique.

Diffère peu de la précédente; elle se traduit comme elle par de la diarrhée chronique, qui ne reste pas séreuse, mais s'accompagne du rejet de fausses membranes plus ou moins abondantes, plus ou moins colorées, plus ou moins intimement mélangées aux résidus alimentaires. De telles diarrhées simulent à s'y méprendre les vraies entérites et masquent si bien l'insuffisance rénale que celle-ci passe trop souvent inaperçue. Cependant, des signes d'intoxication se surajoutent toujours aux signes d'entérite, et permettent ainsi de soupçonner l'atteinte du rein.

C. — Forme ulcéreuse.

Ce sont les médecins anglais qui ont les premiers signalé la coïncidence des ulcérations duodénales et des affections du rein. Moxon et Wilks écrivent, en effet, dès 1875 : « Les ulcérations du duodénum rappellent par leurs caractères généraux les ulcères de l'estomac et, comme eux, sont fréquemment associés à la maladie de Bright ».

A leur suite, Perry et Schaw, Chwoskek et Dickinson relatent plusieurs cas d'ulcérations urémiques du duodénum.

En France, le premier travail important est la thèse de Gandy (1899) sur « l'ulcère simple et la nécrose hémorragique des toxémies ». Nous devons citer ensuite une communication de Barié et Delaunay à la Société médicale des hôpitaux de Paris (janvier 1903) et une étude d'ensemble de Devic et Charvet, parue dans la *Revue de médecine* (décembre 1903).

Les ulcérations urémiques peuvent se localiser dans la région iléo-cæcale ou dans le duodénum.

Dans le premier cas (*type iléo-cæcal*), on constate que l'intestin est parsemé d'ulcérations irrégulières, déchiquetées, plus ou moins profondes, qui peuvent aboutir à la perforation. Le tableau clinique est celui de la diarrhée dysentériforme, avec selles muco-sanguinolentes, contenant des débris d'aspect riziforme, ou des lambeaux de muqueuse. La diarrhée est incoercible avec épreintes, ténesme et incontinence des matières; la soif est vive ; la langue sèche et rôtie, l'état général précaire : le pronostic est rapidement fatal.

Dans le deuxième cas, les ulcérations se localisent au niveau du *duodénum* et de préférence dans la première portion de l'organe. Cette localisation s'explique, d'après Gandy, par le rôle particulièrement actif dévolu à la région gastro-pylorique comme organe d'élimination, cette région étant munie de glandes spéciales, dont le nombre est important et le fonctionnement intense. On peut invoquer aussi l'intervention de causes mécaniques : distension au moment du passage des aliments et stase plus ou moins prolongée du bol alimentaire. Enfin, il faut tenir compte de la communauté d'irrigation existant entre la région prépylorique et la première portion du duodénum ; la région du pylore est, en effet, vascularisée par l'artère coronaire stomachique et surtout par l'artère pylorique, branche de l'hépatique; la première portion du duodénum, d'autre part, est irriguée par l'artère gastro-épiploïque droite, branche de l'hépatique.

L'étude anatomo-pathologique de ces ulcérations montre qu'à leur début il y a toujours un *stade d'infiltration hémorragique*, consécutive à de l'endartérite des vaisseaux de la paroi; ces hémorragies intestitielles amènent une *nécrose* spéciale de la muqueuse qui frappe les cellules par petits îlots séparés.

A ce stade d'infiltration hémorragique et de nécrose vont faire suite soit des *érosions folliculaires*, nombreuses, mais superficielles, avec des bords irréguliers et décollés, soit de véritables *ulcérations* souvent uniques, toujours peu nombreuses, mais profondes, pouvant intéresser tous les plans de la paroi et aboutir à la perforation. Celle-ci est d'autant plus grave que la réaction du péritoine est toujours légère et les adhérences peu développées.

Au point de vue symptomatique, on doit distinguer deux formes :

a. Une *forme latente* (duodénite ulcéreuse de Barié et Delaunay), se traduisant seulement par des douleurs épigastriques irradiant vers l'hypocondre droit ou les lombes, apparaissant ou s'exagérant deux à trois heures après l'ingestion des aliments et s'accompagnant souvent de vomissements et de diarrhée.

b. Une *forme ulcéreuse* qui revêt l'allure clinique de l'ulcère du duodénum, soit dans sa forme douloureuse, soit plus souvent dans ses complications : tantôt hémorragie abondante et tantôt perforation brusque.

Pathogénie.

Nombreux sont les facteurs étiologiques qui interviennent dans la production des diverses manifestations intestinales de l'insuffisance rénale. En s'appuyant sur les travaux de Letulle, Charrin, Gandy, Devic et Charvet, on peut classer ces facteurs sous une série de rubriques différentes, que nous allons brièvement passer en revue.

1º *Action des produits éliminés par la muqueuse intestinale.* — Gandy admet que, même à l'état normal, la muqueuse du tube digestif intervient pour jouer un rôle d'élimination. Mais ce rôle est atténué et ne vient que loin derrière celui du rein et du foie.

Lorsque le rein est lésé profondément et que le foie n'est plus à la hauteur de sa tâche, c'est au tractus digestif que revient un rôle important d'élimination, et, comme il n'est pas destiné à ce rôle, il n'est pas étonnant de voir apparaître des troubles morbides variés.

L'accord n'est pas encore fait sur la nature des produits nocifs éliminés par la muqueuse digestive. L'urée, les sels de potasse et les sels ammoniacaux ont été tour à tour incriminés. On attribue de même un rôle nuisible aux produits qui se forment au sein des résidus alimentaires mal digérés, et Charrin a constaté expérimentalement « que les extraits tirés du contenu intestinal ont des propriétés hémorragiques et que les injections de ces extraits aux animaux produisent des effets analogues à ceux de la toxine pyocyanique ».

En définitive, le fait dominant dans la production de ces lésions, c'est la *toxémie*, c'est la diffusion dans les humeurs de l'organisme entier de principes éminemment nocifs pour les éléments anatomiques, quelle que soit d'ailleurs l'origine de ces principes (Gandy).

A ce fait principal viennent s'ajouter une série de causes adjuvantes :

2º *Action des troubles circulatoires.* — Au cours des néphrites chroniques, on peut constater l'accroissement des hématoblastes et leur agglutination, qui entraînent la production d'infarctus hémorragiques. Il existe en outre, d'une façon constante, une hypertension souvent intense qui est sujette à des oscillations dangereuses à cause des phénomènes de vaso-constriction et de vaso-dilatation que déterminent fréquemment les auto-intoxications.

Il existe enfin au niveau même de la muqueuse digestive des altérations vasculaires caractérisées par de l'endo-péri-artérite des petites artérioles; ces lésions réduisent le calibre et l'élasticité des vaisseaux et aboutissent ainsi à la production d'hémorragies interstitielles et d'ulcérations.

3° *Action des lésions hépatiques.* — Les altérations du foie sont la règle au cours des auto-intoxications. Elles peuvent agir de diverses façons sur le tube digestif : d'abord d'une façon mécanique, la gêne de la circulation portale déterminant de la stase veineuse au niveau des parois de l'intestin ; ensuite, en augmentant la toxémie par suppression du rôle antitoxique du foie et par insuffisance de son fonctionnement biliaire ; enfin en augmentant les lésions de l'épithélium rénal et en déterminant ainsi une insuffisance encore plus marquée de la dépuration urinaire.

4° *Action des troubles du système nerveux.* — Des altérations importantes du système nerveux ont été constatées au cours des auto-intoxications ; il est donc rationnel d'admettre qu'elles jouent un rôle dans la production des lésions intestinales observées chez les brightiques. Mais l'accord n'est pas encore fait sur le mécanisme de leur action : troubles vaso-moteurs ou troubles trophiques.

En dernière analyse, les lésions du tube digestif observées chez les brightiques doivent être considérées comme la traduction locale de troubles intéressant l'organisme tout entier. Il en résulte, au point de vue pratique, la nécessité de joindre au traitement local un traitement d'ordre général.

Traitement.

Doit être dirigé surtout contre l'auto-intoxication de l'organisme et l'insuffisance rénale.

1° C'est le régime qui en constitue la partie essentielle. Dans les cas graves, la diète hydrique s'impose au début ; elle sera remplacée ensuite par le régime lacté, enfin par le régime lacto-végétarien ; celui-ci devra être maintenu longtemps, afin de permettre la régression des lésions hépatiques et rénales.

2° L'élimination des produits toxiques sera facilitée par une cure de diurèse (théobromine) et complétée par une cure thermale (Evian, Vittel...).

3° Le traitement local variera suivant l'importance des troubles de l'intestin. Avant tout, il faudra respecter la diarrhée et ne pas s'efforcer de la supprimer par une médication intempestive. Trop souvent, en effet, on a vu les accidents les plus graves succéder rapidement à la disparition d'une diarrhée qui, par son, abondance, mettait l'organisme à l'abri de l'intoxication urémique.

Mais si la diarrhée simple doit être respectée, il n'en est pas de même des formes hémorragiques qui, constituant un danger réel, doivent être traitées par les moyens appropriés de manière à diminuer et à supprimer si possible les hémorragies. On s'efforcera en même temps de ne pas provoquer brusquement une constipation qui pourrait entraîner des complications graves.

En agissant ainsi, en subordonnant toujours avec soin le traitement des accidents intestinaux à la nécessité de débarrasser l'organisme de ses produits toxiques, on aura la satisfaction de voir souvent l'amélioration des troubles digestifs marcher de pair avec le fonctionnement meilleur de l'appareil urinaire.

BIBLIOGRAPHIE.

ANTOINE. — Les recto-colites graves (Thèse de Paris, 1919).

BARIÉ. — La stomatite urémique (*Archives générales de médecine*, 1889).

BARIÉ et DELAUNAY. — La duodénite ulcéreuse urémique (*Soc. méd. hôp. Paris*, 16 janvier 1903).

BENSAUDE et ANTOINE. — Les recto-colites graves (*Gaz. hôp.*, 28 février 1920).

BOUCHUT et MAGDINIER. — Troubles digestifs chez un urinaire simulant le cancer du pylore (*Gaz. hôp.*, 23 mai 1912).

CASTAIGNE. — Urémie digestive simulant le cancer du pylore (*Gaz. hôp.*, 23 mai 1912). — Les dyspepsies consécutives aux néphrites chroniques (*Journal médical français*, juillet 1912).

CHARVET. — Troubles gastro-intestinaux au cours des auto-intoxications (Maloine, éditeur).

Devic et Charvet. — Les ulcérations du duodénum liées aux affections du rein (*Revue de médecine*, 1903).

Enriquez et Ambard. — La sécrétion chlorhydrique de l'estomac dans les néphrites (*Semaine médicale*, août 1907).

Gandy. — L'ulcère simple et la nécrose hémorragique des toxémies (Thèse de Paris, 1899).

Hirtz. — Les stomatites urémiques (*Semaine médicale*, 2 avril 1902).

Laufer. — Les formes digestives de l'azotémie (*Bulletin de thérapeutique*, 1918, n° 1).

Mathieu et Roux. — Ulcérations du duodénum chez un urémique (*Archives générales de médecine*, janvier 1902).

Mattei. — Insuffisance rénale et troubles gastro-intestinaux (*Archives des mal. de l'app. digestif*, 1918).

Ramond, Richet fils et Grigaut. — La diarrhée des glycosuriques (*XII° Congrès de médecine*, Lyon, 1911).

Raulot-Lapointe. — La sécrétion chlorhydrique de l'estomac dans les néphrites (Thèse de Paris, 1907).

Renon. — De la sialorrhée intermittente (*Soc. méd. hôp.*, 27 mai 1898).

Surmont et Dehon. — Les hyperchlorhydries éliminatrices liées à la rétention chlorurée (*Archives des mal. de l'app. digestif*, 1914, n° 5).

Triboulet et Ribadeau-Dumas. — Diarrhées et élimination toxi-infectieuses par la muqueuse digestive (*Soc. biologie*, 4 décembre 1909).

Widal. — Les grands syndromes du mal de Bright (*Journal médical français*, janvier 1911).

IV

LES DIARRHÉES INFECTIEUSES

LES COLITES INFECTIEUSES CHRONIQUES

Un fait caractérise l'inflammation du côlon : c'est la présence du mucus dans les selles. La constatation du mucus doit faire penser à une colopathie, comme la constatation de l'albuminurie fait penser à une lésion rénale.

Mais le mucus se présente sous deux aspects différents, suivant la durée de son séjour dans l'intestin. S'il y a constipation, le mucus se concrète et prend l'aspect de fausses membranes. Si, au contraire, l'évacuation intestinale est accélérée, le mucus n'a pas le temps de se concréter; il se mélange intimement aux matières et leur donne des caractères particuliers.

Ainsi se constituent deux types opposés de colite chronique : la colite avec constipation, qui répond au type clinique de la *colite muco-membraneuse*; et la colite avec diarrhée qui répond au type clinique de la *colite muqueuse*. Cette dernière variété rentre seule dans le cadre de notre travail.

Des recherches récentes ont montré qu'à côté de la colite muqueuse — affection bénigne, malgré sa ténacité — on devait décrire des *colites graves*, caractérisées par des lésions plus profondes de la muqueuse provoquant, suivant les cas, des phénomènes dysentériformes, des hémorragies ou des écoulements purulents. Nous consacrons à leur étude la seconde partie de ce chapitre.

Cette division purement clinique des colites en colites bénignes et en colites graves ne répond pas — nous le savons — aux exigences légitimes des auteurs les plus récents (1). Nous semblons ignorer les espérances qu'ont fait naître les recherches bactériologiques entreprises pendant la guerre et continuées depuis. Ces recherches ont, sans doute, permis de rattacher à une infection spécifique (dysenterie, paratyphoïde, tuberculose...) quelques cas isolés de colites chroniques, mais dans la plupart d'entre elles sont restées négatives ; de telle sorte qu'aujourd'hui, comme hier, les colites chroniques forment un groupe confus, un cadre d'attente, destiné à être progressivement démembré, mais encore indispensable aux besoins de la clinique. C'est donc par pure nécessité, et sans nous faire d'illusions sur la valeur intrinsèque de cette classification, que nous l'adoptons ici, réservant d'ailleurs pour des chapitres distincts l'étude des troubles intestinaux dont la cause spécifique peut être établie.

I. — LES COLITES MUQUEUSES

A. — Étiologie.

Nombreuses sont les circonstances étiologiques capables de provoquer l'inflammation de la muqueuse du gros intestin et l'hypersécrétion de mucus qui en résulte.

A. Mathieu admet à l'origine la nécessité d'une *prédisposition constitutionnelle* qui semble résulter de ce

En écrivant ces lignes, nous songeons spécialement aux conférences faites récemment (octobre 1921) à l'hôpital Beaujon, par M. le Pr Carnot, MM. Harvier, Lardennois et Friedel, sur les colites chroniques. Leur souvenir est resté gravé dans notre mémoire.

fait que seuls certains sujets sont susceptibles de présenter les accidents de la colite muqueuse, tandis que les autres placés dans les mêmes conditions restent indemnes. D'ailleurs, en vertu de cette prédisposition héréditaire, il n'est pas rare d'observer des cas de colite muqueuse chez les membres d'une même famille.

Chez les sujets ainsi prédisposés, l'inflammation de la muqueuse peut être provoquée par de multiples causes. L'une des plus banales est constituée par l'*abus de certains médicaments*, et en particulier des laxatifs dont le constipés font un usage si fréquent. A la suite de leur emploi intempestif, on peut voir la colite muqueuse succéder à la constipation simple ou à la colite muco-membraneuse.

Plus importante parce que constante est l'influence des *irritations alimentaires*. Les selles de ces malades renferment, en effet, de nombreux débris alimentaires insuffisamment digérés. Ce sont le plus souvent des débris de viande, soit par suite d'une absorption trop abondante, soit à cause de l'insuffisance des sécrétions digestives. Dans ces conditions, des putréfactions abondantes se développent et la muqueuse intestinale irritée devient le siège d'une inflammation chronique.

Combe (de Lausanne) a particulièrement insisté sur le rôle nocif de l'alimentation trop carnée : « La cause prédisposante la plus importante de l'entérite est l'alimentation trop carnée. La cause déterminante de l'entérite chronique est toujours l'infection de la muqueuse du côlon par les bacilles de putréfaction. »

Cette infection peut être aussi *d'origine exogène*. Elle détermine généralement une entérite aiguë, qui, après une période plus ou moins longue de phénomènes inflammatoires, se refroidit et tend à devenir chronique. C'est ainsi qu'on peut voir à l'origine de la colite muqueuse des entérites infectieuses, des fièvres typhoïdes, des dysenteries, etc...

Enfin, les *parasites intestinaux* peuvent provoquer aussi des colites chroniques. Nous ne faisons que signaler ici cette cause, devant consacrer un chapitre spécial à l'étude des diarrhées d'origine parasitaire.

B. — Description clinique.

La plupart des malades atteints de colite muqueuse ont tous les jours deux ou trois selles. Dès leur réveil, ils éprouvent d'ordinaire le besoin de se présenter à la garde-robe et souvent la première selle hâte leur réveil et les force à se lever précipitamment. Plus souvent ils n'ont qu'une selle unique molle, et dans ce cas très abondante.

Les selles de la colite muqueuse ne sont pas liquides; mais elles sont plus hydratées et plus molles que les selles normales; elles restent liées sans être moulées; elles se déforment par le simple fait de la pesanteur et prennent alors l'aspect de selles *en tas* ou de selles *en bouse de vache*, termes suffisamment expressifs pour ne pas nécessiter de définition.

Indépendamment de leur défaut de consistance, ces selles apparaissent brillantes et présentent un reflet luisant; cet aspect spécial suffit pour faire soupçonner la présence du mucus. Enfin, elles sont plus volumineuses que des selles normales parce qu'elles renferment une quantité exagérée d'eau et de mucus. Le mucus est en effet assez fortement hydrophile, et se gonfle à la façon de la gélatine. Il en résulte que les selles retiennent une quantité d'eau exagérée et prennent en outre un aspect anormalement homogène.

Pour mettre le mucus en évidence, il faut délayer soigneusement dans un mortier, avec un peu d'eau, une petite quantité de matières fécales, et verser le tout sur un plateau, de façon à en recouvrir le fond d'une mince couche liquide. En inclinant le plateau, on voit alors les fragments de mucus se détacher nettement; ce sont de petits flocons translucides et incolores, dont la grosseur ne dépasse pas celle d'un grain de millet; ils adhèrent légèrement au fond du plateau et communiquent au liquide un aspect un peu plus sirupeux qu'à l'ordinaire (A. Mathieu).

Les malades accusent souvent une sensation plus ou moins marquée d'endolorissement local et quelques coliques assez vagues. La palpation ne révèle pas de douleurs vives; elle permet simplement de constater une légère sensibilité du côlon transverse et du côlon descendant, en même temps qu'un certain degré de dilatation du cæcum qui clapote et gargouille sous la main.

Enfin, on observe souvent des malaises généraux, constitués par des vertiges, des étourdissements, de la fatigue et une insomnie particulièrement tenace. Sous la double influence de l'insomnie et de l'amaigrissement se développe un état psychique spécial, un état de vague hypocondrie avec dépression nerveuse.

L'*évolution* de la colite muqueuse est très lente; c'est une maladie d'une ténacité désespérante, qui peut persister de longues années sans intermittence ni rémission, malgré le régime le plus rigoureux; elle récidive avec une facilité déplorable sous l'influence d'un simple refroidissement ou du moindre écart de régime; et il est rare d'obtenir des guérisons définitives.

C. — Traitement.

Au point de vue prophylactique, il importe chez les prédisposés de supprimer toutes les causes d'irritation intestinale; il faut donc éviter avec soin l'abus des laxatifs et des lavements.

Pour ce qui est de l'*hygiène diététique*, il y a lieu surtout d'éviter le séjour prolongé dans le côlon d'une quantité exagérée de débris alimentaires albuminoïdes, capables de donner lieu à des putréfactions abondantes. On supprimera donc les albuminoïdes d'origine animale, plus facilement putréfiables, et on prescrira le régime végétarien mitigé.

Le *traitement médicamenteux* comprend d'abord l'usage prolongé des ferments lactiques, afin de transformer la flore intestinale, puis de petites cures alcalino-sulfatées, destinées à modifier l'état de la muqueuse intestinale.

A. Mathieu préconise la formule suivante :

Sulfate de soude..................	6 grammes.
Bicarbonate de soude.............	4 —
Chlorure de sodium...............	2 —
Eau	1 000 —

A prendre le matin à jeun par petites quantités (de quelques cuillerées à soupe à un demi-verre).

Enfin, contre la diarrhée, on prescrira de petites doses de bismuth, de craie, ou de tanin; on pourra, par exemple, conseiller les cachets suivants :

Poudre d'opium...............	0^{gr},005
Craie préparée................	1 gramme.

De 2 à 6 cachets par jour.

Cette médication, qui, de l'aveu de Mathieu, est loin d'être parfaite et définitive, permet cependant d'obtenir des résultats satisfaisants, à la condition d'être suffisamment prolongée.

Récemment, G. Durand et Dejust ont préconisé l'emploi, dans la colite muqueuse, de l'oxyde de zinc (en capsules kératinisées de 0^{gr},20), substance qui jouirait de la propriété de précipiter les nucléo-albumines et de les rendre ainsi inoffensives pour la muqueuse intestinale.

II. — LES COLITES GRAVES

Nous décrirons sous ce nom une série de syndromes encore imparfaitement connus qui se rapprochent des dysenteries classiques par leurs symptômes et leurs lésions anatomiques, mais qui s'en distinguent par leur étiologie. Quelle que soit leur origine, ces faits méritent d'être groupés à cause de leur aspect clinique, de leur évolution spéciale, des lésions profondes qu'ils provoquent et de leur résistance à la thérapeutique habituelle.

Nombreux sont les auteurs de tous les pays qui ont contribué, ces dernières années, à l'étude de ces affections du gros intestin. Nous nous bornerons à signaler les travaux français les plus importants : ce sont les études cliniques de Mathieu, les rapports de Cade, Hutinel et Nobécourt au Congrès de médecine de Paris (1912), enfin les recherches si intéressantes de Bensaude et de son élève Antoine.

Il faut avouer cependant qu'une certaine confusion règne encore dans la description des colites graves. Divers essais de classification ont été tentés, mais aucun n'a encore abouti à un résultat définitif. Une classification étiologique est impossible parce qu'on ignore encore la cause exacte de la plupart de ces affections. Les lésions anatomiques sont très variables, tantôt purement congestives, tantôt ulcéreuses et tantôt nécrotiques ; mais des agents variables peuvent produire les mêmes lésions, et il semble d'autre part que le même agent, à doses et à virulence variables, puisse produire toute la série de lésions. Une classification anatomique n'est donc pas possible.

On est ainsi amené à se placer uniquement au point de vue symptomatique et clinique et à décrire avec Bensaude des recto-colites hémorragiques, purulentes et mixtes. Le terme de recto-colite signifie que le maximum des lésions siège sur le côlon terminal ; il explique les phénomènes dysentériformes accusés par les malades; il indique enfin que ces affections sont accessibles à l'exploration rectoscopique et à un traitement médical direct.

A. — Étiologie.

Les *causes occasionnelles* des colites graves sont les mêmes que celles des colites muqueuses. Nous retrouverons donc ici le rôle nocif des lavements et des purgatifs, et l'influence néfaste des troubles intestinaux relevant de l'alimentation : abus des viandes faisandées, du gibier, de la charcuterie ou des boîtes de conserves.

La plus importante de ces causes est constituée par la *constipation*. Le boudin fécal, dur et solide, traumatise la muqueuse intestinale et provoque de petites érosions qui permettent l'inoculation des microbes contenus dans sa cavité.

Les *causes déterminantes* peuvent être toxiques, parasitaires ou infectieuses. L'urémie constitue l'intoxication la plus fréquente. Nous prions le lecteur de se reporter au chapitre que nous lui avons spécialement consacré. De même, nous étudierons à part les diarrhées parasitaires.

Les colites graves d'origine infectieuse sont les plus fréquentes; nombreux sont les germes pathogènes qui peuvent les provoquer. Parfois on les voit survenir au cours de la convalescence des fièvres typhoïdes ou paratyphoïdes dont elles sont de véritables séquelles (Carles). Elles peuvent être causées par le bacille dysentérique, le colibacille, l'entérocoque. Bensaude et Antoine ont mis en évidence le rôle des salmonelloses, bacilles voisins de ceux qui provoquent les infections toxi-alimentaires. Enfin, ces germes divers peuvent s'associer soit entre eux, soit avec une infection parasitaire pour réaliser des infections mixtes du gros intestin, particulièrement rebelles à tous les traitements usuels.

B. — Description clinique.

Le *début* de la colite peut être aigu ou subaigu ; parfois les symptômes initiaux sont tellement effacés que l'on se trouve de suite en présence de symptômes graves. Dans la moitié environ des cas, le début est *aigu* et se manifeste par une indigestion qui éclate brusquement à la suite d'écarts de régime ou de l'absorption de mets avariés. Cet état aigu est caractérisé par de la fièvre, de violentes douleurs, des vomissements et de la diarrhée. Rapidement on voit apparaître dans les selles du mucus, puis, au bout de quelques jours ou de quelques semaines, surviennent des hémorragies et dès lors est constituée la colite, qui va évoluer avec une désespérante chronicité.

D'autres fois, l'état fébrile fait défaut et les hémorragies intestinales ou les écoulements purulents apparaissent d'emblée. Parfois enfin le début est *progressif*; une colite banale existait depuis plusieurs années, quand elle s'aggrave sans causes apparentes et se complique d'évacuations pathologiques.

A la *période d'état*, les malades présentent, suivant les cas, de la constipation ou de la diarrhée. Ils sont constipés ou ont au moins des selles moulées lorsque les lésions siègent sur le côlon pelvien ou sur le rectum; de tels malades ont une selle quotidienne, et en dehors d'elle évacuent en plus ou moins grande quantité du sang ou du pus. Au contraire, lorsque les lésions intéressent les parties supérieures du côlon, les selles sont nombreuses, impérieuses, liquides et nauséabondes; elles sont formées par un liquide séro-purulent dans lequel flottent des amas de mucus sanguinolent.

Ainsi, ce qui caractérise les colites graves, ce n'est ni la fréquence des évacuations, ni la présence du mucus, mais la constatation dans les selles de produits anormaux constitués par du sang, du pus ou un mélange de sang et de pus.

Bensaude et Antoine sont ainsi amenés à décrire les trois formes suivantes :

Forme mixte ou **hémorragico-purulente**;

Forme hémorragique ;

Forme purulente.

1° **Forme mixte.** — C'est la plus fréquente. Ici les hémorragies et la suppuration sont associées; mais tantôt elles alternent et se succèdent, tantôt elles coexistent. Les malades évacuent, avec ou entre les selles, une quantité plus ou moins considérable d'un liquide puriforme, jaunâtre ou grisâtre, dans lequel flottent des flaques de sang. Il s'agit là de véritables évacuations panachées très caractéristiques. Souvent le sang attire seul l'attention des malades, et ce n'est qu'en examinant les déjections que le médecin y reconnaîtra l'association de pus véritable.

Ces évacuations peuvent être accompagnées d'une légère douleur, d'une petite colique abdominale, d'un besoin impérieux d'aller à la selle. Parfois, au contraire, se produit une évacuation spontanée et presque indolore, que Mathieu a comparée à l'expectoration d'un crachat. Il n'est pas rare non plus que le malade, éprouvant le besoin d'émettre un gaz, expulse en même temps un peu de liquide séro-hémorragique. Ces évacuations pathologiques se produisent ainsi plus ou moins souvent : tantôt elles ne dépassent pas le chiffre de quatre à cinq en vingt-quatre heures, tantôt elles atteignent celui de quinze à vingt et gênent alors par leur fréquence les malades dans leurs occupations.

2° **Forme hémorragique.** — Les hémorragies intestinales constituent ici le symptôme capital; les émissions sont formées parfois de sang pur, rouge vif, en quantité variable allant d'un dé à coudre à un verre à bordeaux. Plus souvent, le sang est comme dilué dans de la sérosité;

enfin, lorsqu'il vient des premiers segments du côlon, il peut être plus ou moins digéré et prendre l'aspect de melæna.

3° **Forme purulente.** — Dans cette forme, les hémorragies cèdent le pas aux évacuations purulentes. Le pus peut être intimement mêlé aux matières liquides et passer inaperçu; mais il est habituellement expulsé isolément, soit sous forme de petits amas épais et jaunâtres, soit sous l'aspect d'une sérosité plus ou moins fluide et de coloration grisâtre.

Évolution.

Elle est essentiellement chronique. La durée de ces colites graves est généralement de plusieurs années, avec des poussées subaiguës intercurrentes. Quand une amélioration se produit, elle est précaire et passagère, et une cause insignifiante suffit à provoquer une rechute. Il est cependant exagéré de considérer cette affection comme incurable, parce qu'il existe quelques cas de guérison incontestable.

Le pronostic doit toujours être réservé. Il peut être grave immédiatement ou à distance. Les recto-colites, en effet, ne tardent pas à provoquer un amaigrissement marqué, une anémie intense et une déchéance profonde de l'organisme.

D'autre part, elles peuvent amener à la longue une série de *complications* d'ordre infectieux ou mécanique. Les principales complications infectieuses sont les péricolites, les péritonites par perforation, l'insuffisance surrénale, les phlébites et les polyarthrites. Comme complication mécanique, nous signalerons seulement une réaction fibreuse hypertrophique de la paroi intestinale qui peut aboutir à la formation d'une véritable sténose.

C. — Diagnostic.

Il est souvent difficile à poser. L'observation clinique peut mettre sur la voie de la maladie, mais elle ne peut à elle seule en affirmer la nature et en préciser l'origine. Aussi devra-t-on toujours avoir recours aux méthodes que le laboratoire met à notre disposition.

Un *examen coprologique* s'impose dans tous les cas, pour constater les signes de l'inflammation colique et pour préciser la nature exacte des évacuations pathologiques.

Il doit être complété, suivant les cas, par la recherche du sucre et de l'albumine dans les urines, par le dosage de l'urée dans le sérum sanguin, par la recherche des parasites dans les fèces, enfin par des recherches bactériologiques destinées à isoler, si possible, le germe spécifique de la colite.

Le diagnostic ne saurait être complet sans le secours de la *restoscopie* qui permet de voir la muqueuse du gros intestin jusqu'à 25 ou 30 centimètres de l'anus, et rend ainsi possible la classification des faits observés en deux groupes, suivant que les lésions sont simplement congestives et hémorragiques, ou érosives et ulcéreuses. Enfin, la rectoscopie permet d'appliquer à ces lésions un traitement local, particulièrement efficace.

D. — Traitement.

Les traitements proposés sont très nombreux, c'est dire qu'aucun n'est curatif d'une façon absolue. Pour être sûr du résultat, il faudrait pouvoir s'attaquer, non aux symptômes, mais à la cause même de la maladie qui reste souvent inconnue ; d'autre part, il n'est pas rare de voir le traitement médical le mieux conduit ne donner aucune amélioration ; il faut alors s'adresser à la chirurgie.

I. Traitement médical. — 1. *Traitement diététique.*
— L'alimentation doit être surveillée et il est ordinairement nécessaire de supprimer les substances albuminoïdes fermentescibles : le lait, les œufs et la viande. D'une façon générale, on conseillera les bouillies de farines de riz, d'avoine, d'orge et de froment, les pâtes, le riz bouilli, les compotes et les confitures. La constipation sera combattue par des laxatifs parce qu'en irritant les ulcérations, elle augmenterait les hémorragies et la suppuration.

2. *Traitement médicamenteux.* — Contre les hémorragies répétées, on emploiera les injections d'émétine, les comprimés de kho-sam (Mathieu) et les potions au chlorure de calcium. Contre les spasmes douloureux, on conseillera l'opium et la belladone, et contre les phénomènes de dénutrition les injections de sérum adrénaliné ou le goutte-à-goutte intrarectal de sérum glucosé ou de sérum à l'urotropine.

3. *Traitement local.* — Il comprend les lavages et les pansements rectaux. Les *lavages* doivent être pratiqués avec des solutions isotoniques, tièdes, à faible pression, en position couchée, et avec une sonde en caoutchouc large qui facilite l'écoulement du liquide. On a préconisé de multiples antiseptiques : le collargol, le nitrate d'argent, l'eau oxygénée, le bleu de méthylène, la liqueur de Labarraque... Le nitrate d'argent, à la dose de $0^{gr},25$ pour un litre d'eau distillée, a donné d'excellents résultats à Mathieu dans le traitement des colites dysentériformes douloureuses. M. Bensaude donne la préférence aux solutions isotoniques de chlorure de magnésium à 11 p. 1000.

Les *pansements rectaux* constituent la meilleure méthode de traitement des colites érosives et ulcéreuses. Préconisés en Allemagne par Zweig et Boas, ils ont été utilisés en France dès 1910 par M. Friedel dans le laboratoire de Mathieu et par M. Bensaude.

Le véhicule de ces pansements ne doit être ni l'eau simple, ni l'huile, à cause de leur action irritante sur la muqueuse. M. Friedel recommande la coréine qui est un mucilage pur, capable d'absorber quarante fois son poids d'eau et possédant par conséquent une action décongestive très utile ; ce mucilage possède en outre l'avantage d'adhérer à la muqueuse et de lui fournir ainsi une couche protectrice. La coréine peut être remplacée par une solution de gomme assez consistante pour garder en suspension les médicaments.

Voici les principales formules de pansements préconisées par M. Friedel :

Pansement calmant....	Mucilage	700 cent. cubes.
	Laudanum.........	XXX gouttes.
	ou Teinture de belladone	XXX gouttes.

Pansement désinfectant.	Mucilage..........	700 cent. cubes.
	Liqueur de Labarraque	4 grammes.
	ou Huile goménolée.	10 cent. cubes.

Pansement styptique...	Mucilage	700 cent. cubes.
	Adrénaline.........	XXX gouttes.
	ou Antipyrine......	3 grammes.
	ou Chlorure de calcium...........	4 —

Pansement cautérisant.	Mucilage..........	700 cent. cubes.
	Dermatol...........	5 à 10 grammes.
	ou Nitrate d'argent..	0^{gr},10
	ou Ichtyol.........	5 grammes.

Pansement absorbant..	Mucilage..........	700 cent. cubes.
	Carbonate de chaux.	10 à 20 grammes.
	ou Carbonate de bismuth...........	20 grammes.
	ou Oxyde de zinc ...	30 —

On pourra combiner ces formules suivant les indications et prescrire par exemple un pansement composé ainsi :

Mucilage.......................	700 cent. cubes.
Dermatol	10 grammes.
Carbonate de chaux..............	20 —
Laudanum de Sydenham..........	XXX gouttes.
Adrénaline.....................	XXX —
Huile goménolée................	10 cent. cubes.

Ce traitement est facile à mettre en œuvre par le médecin et par les malades eux-mêmes. Pour préparer le mucilage, il suffit de mettre une ou deux cuillerées à café de coréine dans 150 centimètres cubes d'eau froide, d'y ajouter une quantité suffisante d'infusion chaude de menthe et d'y incorporer le médicament.

II. **Traitement chirurgical.** — Il doit être réservé aux cas assez rares où le traitement médical ne donne pas d'amélioration. Son but est « de mettre au repos l'intestin malade par dérivation des matières; d'aseptiser et de déterger la cavité intestinale par de larges irrigations; d'agir directement sur les lésions de la muqueuse par des lavages modificateurs ; enfin de supprimer au besoin les parties malades» (Segond).

Diverses interventions ont été proposées :

a. L'*appendicostomie*, opération bénigne, permettant les irrigations intestinales, mais ne dérivant pas le cours des matières.

b. L'*anus contre nature*, qui fait une large déviation des matières et permet aussi les lavages du côlon.

c. Les *entéro-anastomoses*, et en particulier l'iléo-sigmoïdostomie, qui donnent des succès inconstants parce qu'elles laissent subsister un vaste foyer de suppuration.

d. Enfin, la *résection* partielle ou totale du côlon, qui est sans doute plus grave, mais qui cependant est le traitement de choix des formes localisées et ulcéreuses.

III. Traitement curatif et spécifique. — Depuis quelques années, à la suite des travaux de Wright, on a essayé le traitement spécifique de certaines entérites chroniques par la *vaccinothérapie*. Quelques auteurs anglais ont rapporté des cas dans lesquels la guérison complète ou une grande amélioration des troubles intestinaux a été obtenue par des injections d'émulsions chauffées d'un microbe qui était le plus souvent le *B. coli* et parfois le *B. acidi lactici* ou le *B. lactis aerogenes.*

Des essais analogues ont été tentés en France par Mauté qui a employé avec succès un auto-vaccin à base de *B. coli* et par Marbé qui a obtenu de bons résultats avec un vaccin mixte (*B. coli, B. perfringens* et entérocoque). Récemment, Berthelot et Bertrand ont isolé de la flore intestinale un microbe qui attaque fortement les acides aminés ; c'est le *B. aminophilus.* Avec les cultures de ce bacille et du *B. proteus*, ils ont préparé un vaccin mixte, qui leur a donné des résultats encourageants.

Cette méthode thérapeutique est encore trop récente pour pouvoir être jugée ; mais il semble que, bien réglée et bien conduite, elle soit appelée à donner de grands succès.

BIBLIOGRAPHIE.

ANTOINE. — Quelques formes cliniques des recto-colites hémorragiques et purulentes (*Gaz. hôp.*, 20 août 1919).

ANTOINE. — Les recto-colites graves (Thèse de Paris, 1919, n° 113).

BENSAUDE et ANTOINE. — Les colites et recto-colites graves non dysentériques (revue générale) (*Gaz. hôp.*, 28 février 1920).

BERTHELOT. — Traitement de certaines entérites par les vaccins (*Presse médicale*, 17 avril 1917). — Vaccins des entérites (*Presse médicale*, 6 août 1917).

BRET et BLANC-PERDUCET. — Colite ulcéreuse hémorragique (*Archives des mal. de l'app. digestif*, 6 juin 1912).

CARLES et FROUSSARD. — Les séquelles gastro-intestinales des dysenteries et des paratyphoïdes (*Archives des mal. de l'app. digestif*, 1918).

FLANDIN. — Colite ulcéreuse aiguë mortelle (*Archives des mal. de l'app. digestif*, 1914, n° 7).

FRIEDEL. — Les recto-colites hémorragiques érosives et leur traitement (*Archives des mal. de l'app. digestif*, juin 1914).

Goiffon et Nordmann. — Les hémorragies coliques (*Ibidem*, 1917, nº 7).

Labey. — De l'intervention chirurgicale dans les formes graves des colites rebelles (Thèse de Paris, 1902).

Mathieu. — Les colites hémorragiques (*Archives des mal. de l'app. digestif*, 1910, nº 11 et *Gazette des hôp.*, 1913, nºs 80 et 82).

Mathieu et Alivisatos. — Recto-colite hémorragique (*Archives des mal. de l'app. digestif*, 1918).

Mathieu et Roux. — Pathologie gastro-intestinale (3º série), 1911.

Rathery. — Colite ulcéreuse et proliférante d'origine paratyphoïdique (*Paris médical*, 15 juillet 1910).

Second. — Le traitement chirurgical des colites chroniques (Rapport au IIIº Congrès de la Société internationale de chirurgie, Bruxelles, septembre 1911).

Zweig. — Sur les colites ulcéreuses chroniques (*Archives des mal. de l'app. digestif*, juin 1908).

V

LES DIARRHÉES PARASITAIRES

Un certain nombre d'entérites chroniques, particulièrement rebelles à la thérapeutique habituelle, sont provoquées par la présence de parasites dans la cavité
intestinale. Mais tous les parasites de l'intestin ne provoquent pas des troubles entéritiques, de telle sorte qu'il
est nécessaire d'établir entre eux une distinction essentielle. Le premier groupe est constitué par les parasites
que l'examen coprologique permet de découvrir en l'absence de tout phénomène intestinal ; et le deuxième groupe
comprend ceux qui peuvent provoquer des entérites
chroniques. De ces derniers seuls il sera question dans
ce chapitre.

Ces parasites appartiennent à deux grandes classes : les
helminthes et les protozoaires.

Les helminthes comprennent les cestodes et les nématodes.

Cestodes.........
- Ténia.
- Bothriocéphale.
- *Schistosomum* ou *Bilharzia*.

Nématodes ......
- Ascarides.
- Oxyures.
- Trichocéphales.
- *Trichinella spiralis*.
- *Uncinaria duodenalis* (ankylostome).
- Strongyloïde (diarrhée de Cochinchine).

Les protozoaires doivent être divisés en :

Infusoires........   *Balantidium coli.*

Flagellés........ { *Trichomonas.*
                  { *Cercomonas* ou *Lamblia.*

Rhizopodes......   Amibes.

Sporozoaires..... { Hématozoaires.
                  { Trypanosomes.

Ce tableau montre la multiplicité des parasites pouvant provoquer des troubles intestinaux. Mais certains s'observent exceptionnellement et leur étude serait sans intérêt pratique ; aussi croyons-nous nécessaire de nous borner à l'exposé succinct des plus fréquents. Nous commencerons par l'amibiase intestinale chronique dont l'importance a été considérablement accrue par la guerre ; nous décrirons ensuite brièvement les entérites à *Lamblia* et à trichocéphales.

I. — AMIBIASE INTESTINALE CHRONIQUE

C'est à tort que la dysenterie amibienne est parfois encore considérée comme une affection aiguë. En réalité, elle se comporte en maladie essentiellement chronique, et la première atteinte ne doit être considérée en quelque sorte que comme l'accident initial de la maladie. A ce point de vue, la dysenterie offre de grandes analogies avec la syphilis et le paludisme.

D'autre part, la dysenterie ne peut plus être classée parmi les maladies des pays chauds. Depuis la guerre, elle est devenue fréquente en France et s'est propagée des armées dans la population civile.

En général, les formes aiguës ne prêtent pas à des hésitations ; que la selle soit nettement dysentériforme et constituée presque entièrement de glaires sanguinolentes, ou qu'elle soit simplement diarrhéique et enveloppée de glaires également sanguinolentes, on n'hésite pas à porter le diagnostic de dysenterie amibienne.

Les formes chroniques sont moins connues. Elles se traduisent presque exclusivement par des selles diarrhéiques persistantes, qui ne sont améliorées ni par la diététique ni par la thérapeutique appropriée.

Cette diarrhée peut affecter trois types principaux (Mouriquand et Déglos) : diarrhée liquide, selles crémeuses et pâteuses, enfin selles en tas, caractéristiques de la colite muqueuse.

Le *premier type* se traduit par des selles très liquides, de coloration brunâtre ou noirâtre, d'odeur assez fétide, renfermant des parcelles de mucus, mais ni glaires ni sang en proportions notables. Cette période de diarrhée peut persister plusieurs mois sans changement, puis, spontanément ou sous l'influence du régime, les selles se modifient et deviennent pâteuses.

Les selles crémeuses, pâteuses et en purée caractérisent le *deuxième type*. La consistance de ces selles est homogène, et leur surface est rendue brillante par l'abondance du mucus qu'elles renferment. Le nombre des garde-robes est de trois à quatre par jour pendant plusieurs semaines ; il peut se produire des rechutes avec diarrhée, ou au contraire des périodes de rémission plus ou moins longues qui aboutissent au *troisième type* : la selle en tas, formant une masse molle et compacte qui s'étale à la façon de la « bouse de vache » et présente un aspect luisant spécial donné par les petites parcelles de mucus intimement mélangées à la masse.

Le *diagnostic* de la nature amibienne de ces entérites chroniques est du plus grand intérêt thérapeutique. Les indications cliniques restant insuffisantes, il est nécessaire de pratiquer l'*examen bactériologique des selles*. L'élimination intermittente de l'agent pathogène dans l'amibiase chronique oblige à pratiquer des examens fréquents. En recueillant des selles fraîchement émises, on peut découvrir des *amibes vivantes*, caractérisées

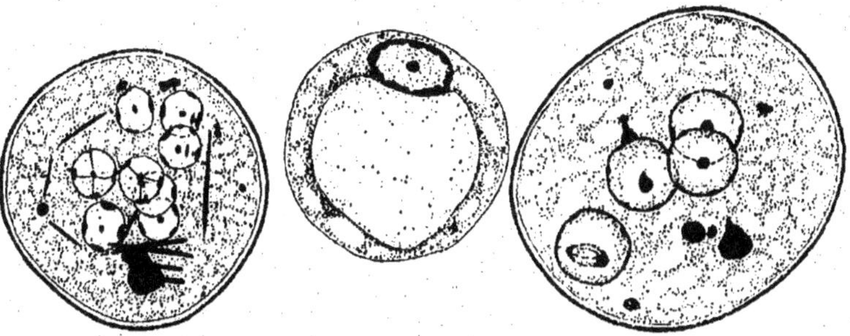

Fig. 6. — Kystes d'*Entamœba coli*.
(d'après Kofoid, Kornhauser et Swezy.)

par leur ectoplasme très différencié, leurs prolonge-

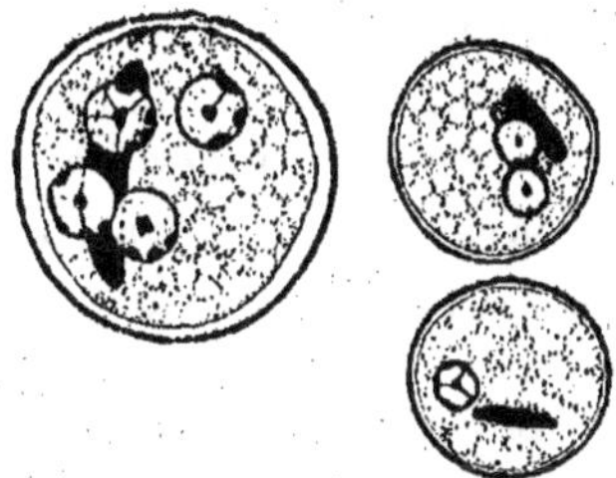

Fig. 7. — Kystes d'*Entamœba dysenterie*.
(d'après Kofoid, Kornhauser et Swezy.)

ments en coulée de verre et la présence dans leur proto-

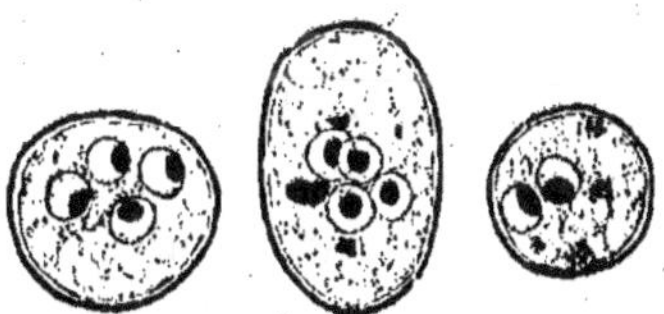

Fig. 8. — Kystes d'*Entamœba nana*.
(d'après Kofoid, Kornhauser et Swezy.)

plasma de nombreux globules rouges emprisonnés.

Lorsque ce premier examen reste négatif, il faut le compléter par la recherche des *kystes amibiens*. Il est alors utile de provoquer une légère irritation intestinale par un purgatif salin ou un lavement iodo-ioduré, de recueillir les matières ainsi obtenues et de les traiter par le procédé de simili-homogénéisation et de tamisage récemment indiqué par MM. Carles et Barthélemy..

Le diagnostic sera complété par l'*examen rectoscopique* qui permet de vérifier directement l'état de la muqueuse. Les lésions dysentériques siègent ordinairement à la partie supérieure de l'ampoule rectale et à la partie terminale du côlon ilio-pelvien. Elles consistent en ulcérations multiples, de dimensions variables, mais ne dépassent guère quelques millimètres dans leur plus grand diamètre; elles sont arrondies, régulières, à contours nets et taillés à pic; elles sont assez superficielles et reposent sur une muqueuse souple, mais congestionnée et saignant facilement; le fond paraît d'abord grisâtre, mais, quand on a écarté les mucosités qui le recouvrent, il est rouge et granuleux.

En dehors des ulcérations, le reste de la muqueuse est à peu près sain. Cependant il est presque constant d'observer un spasme assez intense du sphincter anal, qui rend difficile et douloureuse l'introduction du rectoscope (Carles et Froussard).

Traitement.

A la dysenterie amibienne, maladie chronique, doit être opposé un traitement chronique. Des cures successives sont aussi nécessaires dans cette affection que dans la syphilis et le paludisme.

Ici l'émétine reste à peu près sans résultat. Si elle amène, en effet, une atténuation des coliques et de la diarrhée, elle ne fait pas disparaître des selles les amibes et les kystes, de sorte que le malade présente au bout de quelques semaines de nouvelles poussées de reviviscence. Voici la méthode thérapeutique qui a donné les meilleurs résultats à MM. Ravaut et Charpin :

Pendant douze à vingt jours consécutifs, faire prendre alternativement pendant un jour des *comprimés de novarsénobenzol*, puis, le lendemain, une *pâte composée d'ipéca, de bismuth et de charbon*.

Les comprimés renferment chacun 10 centigrammes de novarsénobenzol, et le malade peut en prendre un ou deux par jour ; ils ont l'avantage d'agir non seulement sur les amibes, mais aussi sur les autres parasites qui leur sont souvent associés.

La pâte a la composition suivante :

Poudre d'ipéca......................	4 grammes.
Poudre de charbon............	
Poudre de sous-nitrate de bismuth.	āā 100 —
Sirop simple...................	
Glycérine....................	

Chaque cuillerée à café renferme 10 centigrammes d'ipéca ; prendre 2 à 10 cuillerées à café dans les vingt-quatre heures.

Ce traitement est toujours bien toléré et donne d'excellents résultats. Il est souvent utile de le compléter par une cure à l'*iodure double d'éméline et de bismuth*. Ce médicament sera donné sous forme de comprimés à des doses variant de 10 à 20 centigrammes. Il a l'inconvénient de provoquer des nausées, des vomissements et de la perte d'appétit, surtout lorsqu'il est prescrit trop tôt.

Enfin, dans certaines formes particulièrement tenaces, il est indiqué d'essayer un *traitement par voie rectale*. Ravaut préconise des *lavements* composés de 15 à 30 centigrammes d'arsénobenzol dissous dans 50 centimètres cubes d'eau auxquels on ajoute quelques gouttes de laudanum. Plus récemment, Taillandier a proposé de remplacer ces lavements, qui sont parfois mal tolérés, par des *pansements rectaux* à base de novarsénobenzol. La technique en est simple; il suffit de délayer deux cuillerées à café de coréine dans un demi-litre d'eau tiède; pendant que le mélange s'épaissit, on y incorpore 10 grammes de bismuth et la dose d'arsénobenzol préalablement dissoute dans un peu d'eau ; on introduit ce lavement avec un bock muni d'un large tuyau et on le garde le plus longtemps possible.

II. — ENTÉRITE A LAMBLIA

Le *Lamblia intestinalis* (ou *Giardia*) est un protozoaire flagellé, dont le corps est piriforme et légèrement concave sur sa face centrale ; sa partie postérieure est très effilée. Il présente dans la partie la plus large du corps deux gros noyaux qui prennent fortement les colorants.

Le parasite présente huit flagelles, disposés par paires, l'une placée latéralement, l'autre à la partie caudale et les deux restantes dans la région médio-ventrale, entre les noyaux.

Dans l'intestin, le *Lamblia* est fixé par sa ventouse sur les cellules épithéliales de la muqueuse, en les coiffant complètement ; l'extrémité effilée et les flagelles flottent dans le milieu intestinal.

Dans les fèces, ou peut trouver le *Lamblia* à l'état vivant, se déplaçant alors avec plus ou moins de rapidité au moyen de ses flagelles; parfois on le rencontre immobile et le plus souvent on ne trouve que des kystes.

Ces kystes sont très nombreux, mais ils passent souvent inaperçus à cause de leur transparence ; il est donc nécessaire de les colorer. La méthode la plus pratique est *l'imprégnation à l'iode*, préconisée par J.-Ch. Roux et Goiffon. Souvent les kystes se colorent en brun-acajou comme le glycogène; ils peuvent se colorer aussi en vert foncé, en jaune d'or ou en bleu de ciel comme l'amidon. Ils tranchent ainsi nettement sur le fond jaunâtre de la préparation et laissent voir aisément les détails de leur

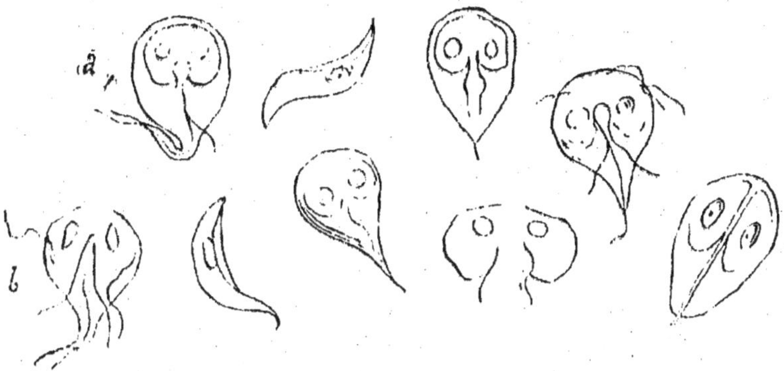

Fig. 9. — *Lamblia intestinalis*, formes adultes.

structure interne. Alors même qu'ils ne se colorent pas, l'iode les différencie suffisamment pour permettre de les reconnaître.

La contamination humaine peut se faire de deux maniè-

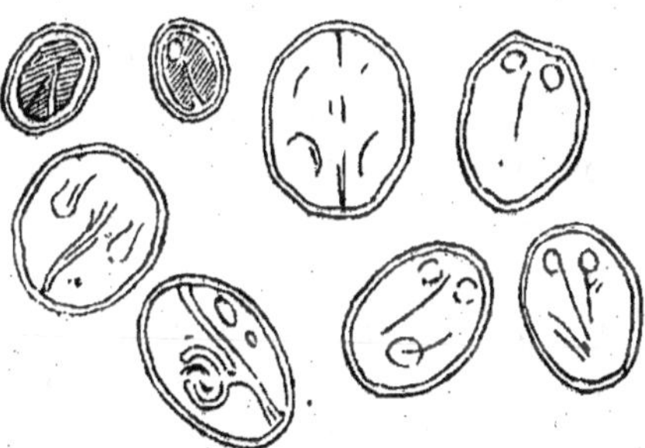

Fig. 10. — *Lamblia intestinalis*, kystes.

res : soit directement par les fèces provenant d'un homme infesté qui peuvent souiller les mains ou contaminer les eaux de boisson, soit indirectement par les déjections de la souris qui renferment souvent des kystes de *Lamblia*.

Le parasite ne s'acclimate chez l'homme que dans certaines conditions. Les deux éléments qui concourent le plus efficacement à sa prolifération dans l'intestin sont, d'une part, l'insuffisance gastrique et, d'autre part, l'existence de troubles intestinaux préalables : inflammation chronique, diarrhée, putréfactions abondantes...

Étude clinique.

L'entérite lamblienne est caractérisée avant tout par de la diarrhée. L'installation de celle-ci paraît se faire parfois sans grand fracas ; mais, dans d'autres cas, le début est plus aigu et un syndrome dysentériforme constitue alors la première manifestation de l'affection.

Une fois installée, la diarrhée va durer des mois et des années, en présentant alternativement des phases de rémission et des phases de recrudescence. Cette chronicité invétérée et cette ténacité extrême constituent peut-être le principal caractère clinique des entérites à *Lamblia* (J.-Ch. Roux et Goiffon).

Les selles sont ordinairement pâteuses, d'odeur putride, de coloration jaune brun. Après dilution, on aperçoit, sur le fond plat d'une cuvette, de petits fragments de mucus, signature de la colite, et souvent de nombreuses fibres musculaires, signature de l'insuffisance gastrique. Au microscope, on trouve des fibres musculaires à double striation très visibles, des cellules de pommes de terre et des grains d'amidon. La réaction de ces selles est fortement alcaline.

Plus rarement, l'aspect clinique est celui de la rectosigmoïdite, avec selles glaireuses, sanguinolentes, muco-purulentes, d'aspect dysentériforme. Enfin dans quelques cas la colite est plus intense, provoque une fièvre élevée et se complique d'hémorragies abondantes.

Le *diagnostic* ne peut être affirmé que par les résultats

de *l'examen microscopique des fèces*. La constatation du parasite adulte ou de ses kystes est facile pendant les périodes de recrudescence diarrhéique. Dans les cas plus atténués, l'examen sera facilité par l'administration préalable d'un léger purgatif. Dans tous les cas, on emploiera la méthode d'imprégnation à l'iode, que nous avons décrite en étudiant la biologie du parasite.

Étude thérapeutique.

D'une manière générale, les traitements usités pour les autres parasites échouent d'ordinaire dans la lambliose intestinale. C'est ainsi que le thymol, la santonine, la fougère mâle et même l'émétine ne donnent pas de résultat.

Par contre, le salicylate de bismuth donné à haute dose (15 grammes par jour) a une action souvent efficace ; elle est malheureusement inconstante et d'autre part entraîne parfois des troubles urinaires à cause de l'action irritante de l'acide salicylique (Goiffon et J.-Ch. Roux).

Il en est de même de plusieurs autres médicaments, tels que l'urotropine, le bleu de méthylène, l'essence de térébenthine, le naphtol, l'acide chlorhydrique. Toutes ces substances donnent des résultats inconstants et passagers.

Le médicament le plus actif contre le *Lamblia* semble être l'arsénobenzol, à la condition d'être employé en injections intraveineuses, à des doses analogues à celles utilisées dans le traitement de la syphilis. Cette méthode a donné des résultats intéressants à Goiffon et Chailloux, Cade et Hollande, mais les améliorations ainsi obtenues sont ordinairement passagères et, après une éclipse de quelques semaines, les kystes de *Lamblia* reparaissent dans les selles aussi nombreux qu'auparavant.

Il semble donc nécessaire d'instituer contre le *Lamblia* un traitement long et répété, analogue à celui qui a été proposé par Ravaut contre l'amibe dysentérique. Par cette méthode seule on peut espérer des guérisons définitives.

III. — ENTÉRITE TRICHOCÉPHALIENNE

Le trichocéphale est le plus fréquent des vers intestinaux. Guiart l'a trouvé à Paris chez 30 p. 100 des malades d'hôpital et chez 10 p. 100 des malades de la clientèle bourgeoise.

Ce parasite est considéré par la plupart des auteurs classiques comme toujours inoffensif ; aussi le trouve-t-on à peine mentionné dans les traités de pathologie. Or ces assertions touchant l'innocuité habituelle du trichocéphale sont d'une exactitude fort douteuse, et Ricardo Lynch a pu écrire avec raison : « Presque toutes les personnes qui ont des vers intestinaux, quels qu'en soient le nombre et l'espèce, souffrent de troubles digestifs ; tôt ou tard, il se manifeste une entérite, une entéro-colite ou une colite plus ou moins grave ».

Le trichocéphale peut déterminer des troubles nerveux réflexes, un état d'anémie plus ou moins marqué et surtout des troubles digestifs.

L'entérite trichocéphalienne se présente sous des aspects variés. La *forme diarrhéique* est la plus habituelle. Elle est caractérisée par une diarrhée fréquente, tenace, rebelle à tout médicament antidiarrhéique, accompagnée ou non de coliques, d'épreintes, de ténesme, mais en général assez peu douloureuse. Les selles sont liquides, jaunes, parfois mélangées de mucus. Les hémorragies évidentes ne sont pas fréquentes, mais les hémorragies occultes sont à peu près constantes (Cade et Garin).

Il existe souvent une sensibilité assez vive à la pression dans la fosse iliaque droite, c'est-à-dire dans la région cæco-appendiculaire où le trichocéphale se fixe de préférence.

Enfin on constate ordinairement de la fièvre. La courbe oscille d'habitude pendant quelques jours au voisinage de 38°, mais parfois elle présente des élévations brusques au voisinage de 39° ou 40°.

Ainsi la diarrhée trichocéphalienne rappelle de tous points celle communément observée dans l'entérite tuberculeuse, d'autant mieux que sa longue persistance, la présence d'hémorragies occultes, l'amaigrissement et la fièvre complètent la similitude.

La trichocéphalose peut simuler aussi d'autres affections digestives, suivant la prédominance de tel ou tel symptôme ; aussi le diagnostic différentiel doit-il être établi, suivant les cas, avec la colite muco-membraneuse, l'appendicite chronique, la dysenterie et la dyspepsie nerveuse.

Le *diagnostic* repose sur l'examen des fèces, l'examen du sang et sur les résultats favorables du traitement anthelminthique.

La *recherche des parasites dans les matières fécales* est facile. Il suffit de déposer, à l'aide d'une pipette, une goutte de matière sur une lame bien propre et de la recouvrir d'une lamelle. Il est souvent avantageux de délayer au préalable les matières dans une goutte d'eau formolée (à 1 p. 100) qui les désodorise et fixe les œufs inclus dans le liquide intestinal.

Les œufs du trichocéphale sont très faciles à reconnaître à cause de leur forme en barillet ou en citron et leur coloration jaune brunâtre. Aux deux pôles existe une dépression, surmontée d'une sorte de relief pâle et translucide tout à fait particulière.

L'*examen du sang* fait ordinairement constater de l'éosinophilie. Mais celle-ci n'est pas absolument constante dans tous les cas d'helminthiase et, d'autre part, appartient à bien d'autres états morbides.

Le *traitement* se résume dans une seule indication : l'expulsion des trichocéphales, qui est souvent difficile à obtenir. La thérapeutique est rarement efficace du premier coup; il faut ordinairement la reprendre plusieurs fois, en laissant le malade se reposer quelques jours.

Les deux seuls médicaments ayant une action sur le trichocéphale sont le thymol et l'extrait de fougère mâle. MM. Cade et Garin donnent la préférence au thymol qu'ils prescrivent suivant la méthode de Guiart : prendre, pendant trois jours consécutifs, le matin à jeun, trois ou quatre cachets de 1 gramme de thymol à une heure d'intervalle chacun. Ajouter, le dernier jour, une purgation saline. Pendant la durée du traitement, s'abstenir complètement de vin, d'alcool et d'huile, qui détermineraient des accidents toxiques graves.

BIBLIOGRAPHIE.

I. — *Amibiase chronique.*

ANTOINE. — Les recto-colites graves (Thèse de Paris, 1919).

CARLES. — Dysenterie amibienne chronique et iodure double d'émétine et de bismuth (*Paris médical*, 7 décembre 1918). — La dysenterie amibienne et les entérites chroniques de guerre (Vigot, éditeur, 1918). — Entérites chroniques consécutives aux dysenteries (*Journal médical français*, août 1919).

CARLES et FROUSSARD. — Les réminiscences de la dysenterie amibienne (*Progrès médical*, 5 décembre 1916). — Les séquelles gastro-intestinales des dysenteries et des paratyphoïdes (*Archives des mal. de l'app. digestif*, tome IX, n° 3).

CHAUFFARD. — La dysenterie amibienne chronique (*Presse médicale*, 14 mai 1913). — Les rechutes dans la dysenterie amibienne (*Bulletin médical*, 13 décembre 1913).

FRIEDEL. — La dysenterie amibienne chronique et son traitement (*Archives des mal. de l'app. digestif*, 1913, n° 3).

MATHIS et MERCIER. — Identification des kystes des entamibes intestinales de l'homme (*Presse médicale*, 22 février 1917).

MOURIQUAND et DEGLOS. — L'entérite chronique des amibiens (*Paris médical*, 1er décembre 1917).

RAVAUT. — L'amibiase chronique en France (*Presse médicale*, 8 février 1917).

RAVAUT et CHARPIN. — L'amibiase en France pendant la guerre (*Journal médical français*, août 1919). — Recherches sur le traitement mixte de l'amibiase chronique par voie buccale (*Paris médical*, 16 août 1919).

RAVAUT et KRONULITSKY. — Pourquoi avons-nous failli méconnaître la dysenterie amibienne (*Presse médicale*, 17 avril 1916). — Le traitement mixte de la dysenterie amibienne par les cures émétino-arsenicales (*Paris médical*, 6 janvier 1917). — Les kystes amibiens ; importance de leur recherche pour le diagnostic et la pathogénie de la dysenterie amibienne (*Presse médicale*, 3 juillet 1916).

TAILLANDIER. — Le traitement de la dysenterie amibienne par les pansements rectaux à base de novarsénobenzol (Thèse de Paris, 1920).

II. — *Entérite à Lamblia.*

CADE et HOLLANDE. — Essai de traitement par le néosalvarsan de l'entérite chronique à *Giardia* (*Lamblia*) *intestinalis* (*Bull. Soc. méd. hôp. Paris*, mars 1918). — L'entérite à *Giarda* (*Lamblia*) *intestinalis* (*Archives des mal. de l'app. digestif*, juillet 1919).

DEGLOS. — Troubles intestinaux chroniques par présence des parasites autres que l'amibe dysentérique (*Bull. médical*, 20 décembre 1917).

DESCHIENS. — Les entérites à *Giardia* (*Lamblia*) (Thèse de Paris, juillet 1921).

FAIRISE et JANNIN. — Dysenterie chronique à *Lamblia* (*Archives des méd. expérim.*, septembre 1913).

FAIRISE et JACQUOT. — Colite ulcéreuse due à un parasite flagellé, le *Lamblia intestinalis* (*Archives app. dig.*, juin 1913).

GOIFFON et J.-CH. ROUX. — Les entérites à *Lamblia* (*Archives des mal. de l'app. digestif*, 1918, nº 11).

KENNEDY et ROSEWARNE. — *Lamblia intestinalis* infections from Gallipoli (*The Lancet*, 10 juin 1916).

NOC. — Observations sur le cycle évolutif du *Lamblia intestinalis* (*Bulletin Soc. path. exotique*, 1909).

III. — *Entérite à trichocéphale.*

ANDRIKIDIS. — Étude clinique des troubles morbides attribuables au trichocéphale chez l'homme (Thèse de Paris, 1905-1906).

BARJON et GARIN. — Entérite trichocéphalienne (*Lyon médical*, janvier 1908).

CADE et GARIN. — Relations entre le parasitisme intestinal et les hémorragies occultes (*Archives des mal. de l'app. digestif*, novembre 1909). — Entérite trichocéphalienne (*Archives des mal. de l'app. digestif*, juin 1910).

GARIN. — L'entérite trichocéphalienne (*Progrès médical*, 4 avril 1908)

LABBÉ (M.). — Les vers intestinaux dans la pathologie du tube digestif (*Bull. Académie médecine*, 4 janvier 1921).

VI

LES DIARRHÉES SPÉCIFIQUES

LES DIARRHÉES DES TUBERCULEUX

Les troubles gastro-intestinaux sont fréquents au cours de la tuberculose pulmonaire et méritent d'autant plus d'attirer l'attention du médecin qu'ils compromettent l'alimentation indispensable et accentuent le dépérissement du malade.

La diarrhée est le plus fréquent de ces troubles; elle survient à toutes les époques de le tuberculose pulmonaire dans une proportion d'un dixième des cas environ au cours de la première période, d'un tiers ou d'un quart des cas au cours de la deuxième et de la troisième période.

Mais cette diarrhée des phtisiques ne constitue pas un phénomène ayant toujours la même signification et la même gravité. Quelquefois elle résume toute la maladie ; plus souvent elle n'en est qu'un symptôme, traduisant l'inflammation de la muqueuse intestinale, et cette inflammation elle-même est, suivant les cas, de nature catarrhale ou de nature spécifiquement tuberculeuse.

Nous devons donc distinguer quatre types principaux de diarrhées chez les tuberculeux :

1º Les diarrhées simples ou dyspeptiques, qui s'observent de préférence au début de la tuberculose ;

2° La diarrhée de l'entérite catarrhale, qui survient ordinairement à la deuxième période;

3° La diarrhée de l'entérite tuberculeuse;

4° La diarrhée de la dégénérescence amyloïde.

Ces deux derniers types constituent les phénomènes terminaux de la phtisie. Ils s'opposent aux premiers, non seulement par le moment de leur apparition, mais encore par leur gravité, leur incurabilité fréquente et surtout leurs lésions spécifiques. Ils constituent la tuberculose intestinale proprement dite, et nous leur consacrons un chapitre spécial.

I. — DIARRHÉES SIMPLES OU DYSPEPTIQUES

Elles s'observent au début de la tuberculose pulmonaire, dont elles sont parfois le symptôme initial; mais elles peuvent n'apparaître aussi qu'à une période plus avancée. Leurs caractères sont alors un peu différents; aussi convient-il de les décrire séparément, ainsi que nous l'avons fait dans notre thèse inaugurale, consacrée aux « dyspepsies intestinales des tuberculeux ».

A. — Diarrhées acides du début.

Les malades atteints de ces diarrhées ont l'appétit conservé, mais ils éprouvent, après avoir mangé, un peu de pesanteur et quelques crampes. Le besoin d'aller à la selle se fait sentir soit le matin de bonne heure, soit après le repas; les émissions ne sont ni très abondantes, ni très répétées; les matières sont liquides, ou semi-liquides, presque toujours mousseuses et acides; elles provoquent habituellement un peu de ténesme ou de brûlure à l'anus.

L'examen coprologique permet de reconnaître des fibres conjonctives, des cellules et des fibres musculaires, des globules graisseux et des grains d'amidon; la réaction est très acide et les fermentations sont abondantes.

Les résultats fournis par l'examen coprologique ne permettent pas de considérer ces troubles comme des diarrhées d'excrétion (sueurs internes de Graves), des diarrhées d'absorption ou des diarrhées nerveuses. « Si la diarrhée est vraiment d'origine nerveuse, la selle fraîche ne doit avoir aucun signe de fermentation ou de putréfaction nettes » (Schmidt).

Nous devons les considérer comme des diarrhées de sécrétion. Mais la difficulté commence quand on veut préciser quelle est la sécrétion modifiée la première. Albert Robin se base sur la fréquence de l'hyperchlorhydrie pour leur attribuer une origine gastrique. Après lui, M. Gaultier a soutenu cette thèse et l'a résumée ainsi : « Les diarrhées acides sont sous la dépendance de deux facteurs, de nature différente, mais d'une égale valeur : l'un, c'est l'hyperacidité gastrique; l'autre, c'est la diminution de la sécrétion biliaire. Dans ces cas, le chyme ne peut trouver à saturer son acide chlorhydrique libre dans la traversée digestive que d'une façon très lente et insensible, si bien que les acides de fermentation qui existent déjà dans l'estomac, augmentés des acides de fermentation qui se forment normalement dans l'intestin par la décomposition des substances grasses, réagissent sur la muqueuse intestinale, entraînant une hypersécrétion et un mouvement péristaltique assez prononcé pour qu'il y ait à la fin évacuation rapide, fréquente et liquide de garde-robes acides. »

M. Lœper a objecté avec raison que, l'hyperchlorhydrie n'étant pas la règle au début de la tuberculose, l'acidité des selles ne doit pas avoir une origine gastrique, mais intestinale. « Elle semble, dit-il, en relation avec l'abondance des acides de fermentation et particulièrement de l'acide lactique, et avec une insuffisance parallèle de toutes les sécrétions gastro-intestinales.

En dernière analyse, les diarrhées acides sont donc la manifestation clinique d'une *dyspepsie globale par déficit sécrétoire.* »

A côté de cette forme habituelle, nous devons signaler l'existence d'une *diarrhée par hypersécrétion biliaire.* C'est une forme plus rare dont M. Lœper a publié une observation indiscutable : elle concerne un jeune tuberculeux qui a présenté à plusieurs reprises des selles liquides, alcalines, d'une coloration vert foncé, se reproduisant trois ou quatre fois par jour. L'examen microscopique ne permettait de déceler que fort peu de débris alimentaires, mais l'examen chimique montrait une richesse en pigments biliaires extrêmement considérable. Cet état dura deux mois, puis disparut, tandis que la tuberculose évoluait vers la caséification.

B. — Diarrhées de la phtisie chronique.

Autant les diarrhées du début constituent un symptôme isolé, sans répercussion sur les fonctions digestives, autant les diarrhées de la seconde et de la troisième période modifient ces fonctions dans leur ensemble. L'appétit est ordinairement diminué, la langue saburrale, les digestions lentes et pénibles; on observe, après les repas, des douleurs s'accompagnant de météorisme abdominal et se terminant souvent par une véritable débâcle de gaz intestinaux; enfin, les selles sont molles, presque toujours mousseuses, habituellement fétides, peu colorées et souvent blanchâtres.

L'examen coprologique montre surtout des fibres musculaires et des globules de graisse; la quantité d'amidon est insignifiante et l'acidité faible.

Les caractères cliniques et coprologiques que nous venons d'indiquer permettent de comprendre la cause de ces diarrhées. Elles dépendent de l'insuffisance fonctionnelle du foie et du pancréas, ainsi que l'a constaté M. Lœper qui les a qualifiées pour ce motif de *diarrhées bilio-pancréatiques.*

C. — Diarrhée catarrhale des tuberculeux.

Nous désignerons sous ce nom les inflammations chroniques de la muqueuse intestinale, observées au cours de la tuberculose pulmonaire. Celle-ci provoque, en effet, du côté de l'intestin, des lésions analogues à celles qu'elle détermine sur la muqueuse stomacale; il existe donc une entérite catarrhale, de même qu'il existe une gastrite catarrhale.

Entre ces deux états pathologiques, il est cependant nécessaire d'établir une distinction importante. La gastrite constitue un état pathologique fréquent, durable et permanent, et il est exceptionnel de la voir se compliquer de lésions tuberculeuses spécifiques. L'entérite est, au contraire, une phase de transition, aussi fréquente que passagère, entre les troubles fonctionnels du début de la tuberculose et les lésions spécifiques qu'il est de règle d'observer dans ses phases ultimes. Aussi est-il difficile de distinguer dans le complexus symptomatique la part qui doit être attribuée aux lésions catarrhales et celle qui dépend des lésions spécifiques.

Les premières, étant passagères, s'observent rarement à l'autopsie, et, quand un tuberculeux succombe, il présente presque toujours des lésions spécifiques de l'intestin.

Il était nécessaire d'établir ces réserves, avant de décrire l'entérite catarrhale des tuberculeux.

Étiologie. — Elle peut apparaître à toutes les périodes de la tuberculose, mais avec un maximum de fréquence à la deuxième et la troisième. Elle est primitive ou secondaire. Dans le premier cas, elle est d'origine alimentaire et a pour agents habituels le lait et la viande des animaux tuberculeux. Dans le deuxième cas, elle peut avoir une origine analogue et provenir d'une suralimentation mal réglée en quantité ou en qualité; plus souvent l'infection se fait par le passage des crachats dans les voies digestives, et la gastrite engendre alors l'entérite. Enfin, si l'on considère que l'intestin est un des émonctoires les plus puissants de l'organisme, on peut supposer que le passage des toxines tuberculeuses à travers la muqueuse provoque son inflammation chronique.

Description clinique. — « Tout gravite ici, ou peu s'en faut, autour du symptôme diarrhée » (Girode). Cette diarrhée est d'abord temporaire, mais elle ne tarde pas à présenter une ténacité qui en est un caractère essentiel et l'a fait qualifier par Louis et Chomel de « diarrhée de long cours ». Au début, les évacuations se produisent surtout la nuit et le matin; plus tard, elles sont souvent en relation avec l'ingestion des aliments.

La diarrhée est parfois séreuse, plus souvent glaireuse ou muqueuse, quelquefois hémorragique. Les selles ne sont pas homogènes et renferment « des parties solides en grumeaux consistants, du volume d'une lentille, se laissant aisément dilacérer et écraser » (Girode); ces parties épaisses sont enrobées de mucus.

L'examen coprologique décèle des débris alimentaires abondants, concernant surtout les albuminoïdes et les hydrates de carbone, du mucus, de la fibrine et des leucocytes dont l'abondance est comme la signature de l'inflammation.

La diarrhée est ordinairement douloureuse; les évacuations sont précédées de coliques, souvent diffuses, quelquefois localisées au côté droit de l'abdomen. L'intestin est parfois dans un état de crampe permanente, et les épreintes extrêmement pénibles peuvent être continues.

La palpation accuse de la sensibilité abdominale diffuse, mais particulièrement intense sur le trajet des côlons; elle permet parfois de percevoir la contraction spasmodique des anses intestinales.

L'état général est ordinairement mauvais; le malade est très abattu, maigrit rapidement et présente presque toujours une fièvre élevée.

En résumé, nous observons ici tous les signes habituels des entérites chroniques : la diarrhée, les glaires, les coliques et les douleurs à la pression. Mais nous constatons en outre de la fièvre et des phénomènes généraux, qui nous révèlent la nature tuberculeuse de cette entérite.

Évolution. — Quand l'entérite est primitive, sa marche est continue, progressive, et la diarrhée, une fois installée, ne disparaît plus. Mais, ajoute Girode, l'évolution est moins régulière dans la forme secondaire : la diarrhée est souvent transitoire ou se manifeste par accès qui peuvent s'amender complètement pour reparaître ensuite.

Cette évolution favorable n'est malheureusement pas la règle et très souvent l'entérite catarrhale constitue le prélude de l'entérite tuberculeuse ulcéreuse qui est incurable. Il faut donc n'admettre qu'avec une grande prudence l'existence d'une entérite banale chez un tuberculeux.

Le *diagnostic* est toujours difficile, surtout lorsque l'origine alimentaire ou médicamenteuse de l'entérite ne s'impose pas. Les accidents infectieux qu'on observe habituellement rappellent de très près ceux de l'entérite tuberculeuse. L'examen bactériologique devrait lever tous les doutes. Malheureusement, « en ce qui concerne les entérites, il est fréquemment impuissant à nous renseigner de façon absolue; il est malaisé de retrouver le bacille de Koch dans les selles et il échappe souvent; alors même qu'on le rencontre, il peut avoir été amené

dans l'intestin par la seule déglutition de crachats bacillifères » (Lœper).

Ainsi le diagnostic reste souvent hésitant; aussi faut-
il considérer comme suspecte toute entérite survenant
chez un tuberculeux en dehors d'une cause alimentaire
ou médicamenteuse.

II. — TRAITEMENT DES DIARRHÉES DES TUBERCULEUX

Nous l'avons étudié en détail dans notre thèse en raison de son importance pratique; nous ne pouvons ici
qu'indiquer brièvement nos conclusions.

1° Il existe un *traitement prophylactique*, qui se
résume dans l'hygiène alimentaire. A la suralimentation
systématique et indéfinie doit être substituée une suralimentation sélectionnée, périodique et interrompue, alter-
nant avec une alimentation substantielle, reconstituante
et adéquate aux besoins de l'organisme.

2° En présence d'un tuberculeux offrant des troubles
gastro-intestinaux, il convient de traiter avant tout la
dyspepsie.

Cette *thérapeutique curative* comprend :

a. Un régime alimentaire spécial;

b. Une médication appropriée à chaque variété de dyspepsie.

a. *Régime alimentaire.* — Toute suralimentation est
impossible lorsque le tube digestif n'est pas normal. On
objectera en vain qu'une alimentation appropriée à la
dyspepsie sera insuffisante pour un tuberculeux. C'est à
cette dernière qu'il faudra avoir recours jusqu'à ce que
l'intégrité du tube digestif soit revenue.

Morisset fait d'ailleurs remarquer avec raison qu' « il
n'est pas toujours nécessaire que le malade mange énor-
mément pour que l'amaigrissement cesse; parfois il suffit,
et il est préférable, d'améliorer la digestion ».

Dans ce but, le régime alimentaire sera sévère, méthodique et approprié à l'état des fonctions digestives, de
manière à fournir le maximum d'effets avec le minimum
de moyens.

Pour établir ce régime, l'examen coprologique est d'une
utilité incontestable, parce qu'il permet de dissocier l'action des différentes glandes digestives et de connaître la
nature des aliments qui sont mal digérés. Il rend ainsi
possible — et presque facile — l'établissement d'un
régime adapté exactement à l'état des fonctions digestives.
Récemment, M. Lassablière a préconisé contre les diarrhées des tuberculeux l'emploi systématique du lait condensé sucré dilué dans l'eau de riz ; trois jours de régime
très simple suffiraient pour ramener les selles à l'unité et
à une consistance normale.

b. *Médication.* — Une médication très complexe peut
être mise en œuvre dans les dyspepsies intestinales des
tuberculeux.

A côté de la thérapeutique banale et purement symptomatique dirigée contre la douleur, la fréquence des évacuations et l'amaigrissement, nous croyons qu'il faut
réserver une place importante à l'*opothérapie*.

Nous avons relaté dans notre thèse de nombreuses
observations montrant les résultats excellents que
donnent les médicaments opothérapiques lorsqu'ils sont
judicieusement prescrits.

Les préparations qui nous ont paru les plus efficaces
sont : d'une part la gastérine de Frémont et la dyspeptine
de Hepp, d'autre part les capsules kératinisées de pancréatine et la pancréato-kinase.

Le traitement opothérapique constitue le traitement
par excellence des diarrhées liées à l'insuffisance de sécrétions glandulaires ; c'est le seul qui ait donné des résultats satisfaisants et qui permette d'en espérer de plus
complets dans l'avenir.

BIBLIOGRAPHIE.

BORREIL. — Rhumatisme tuberculeux abarticulaire. Entérocolite d'origine tuberculeuse (Thèse de Lyon, 1902-1903).

GAULTIER (RENÉ). — Les troubles intestinaux des tuberculeux (*Gaz. des hôp.*, 19 juin 1906).

GIRODE. — L'intestin des tuberculeux (Thèse de Paris, 1887-1888).

JANOWSKI. — Les troubles gastriques et intestinaux de la première période de la tuberculose (*Zeitsch. für Tuberc.*, avril 1907).

LASSABLIÈRE. — Le lait condensé (Maloine, éditeur, 1920).

LE NOIR et GOIFFON. — Notes de coprologie sur l'intestin des tuberculeux (*Soc. méd. hôp. Paris*, 8 juillet 1921).

LŒPER. — Les diarrhées non tuberculeuses des tuberculeux (*in Leçons de pathologie digestive*, 1re série, 1911).

LŒPER et ESMONET. — Les diarrhées des tuberculeux (*Tribune médicale*, mai 1908).

MARCLAND. — Entérocolite et tuberculose pulmonaire (*Congrès international de la tuberculose*, 1905).

POTAIN. — Accidents intestinaux des tuberculeux (*Semaine médicale*, octobre 1893).

RIST, AMEUILLE et RAVINA. — Mode d'emploi du chlorure de calcium dans la diarrhée et les vomissements des tuberculeux (*Soc. méd. hôp.*, 1er juillet 1920).

TIMBAL. — Les dyspepsies intestinales des tuberculeux (essai de coprologie clinique) (Thèse de Toulouse, 1911).

LA TUBERCULOSE INTESTINALE

Elle constitue une complication habituelle de la phtisie pulmonaire, puisque Louis a pu constater des lésions intestinales spécifiques chez les neuf dixièmes des tuberculeux pulmonaires dont il a pratiqué l'autopsie.

C'est dire que la déglutition des crachats bacillifères est une cause de contamination extrêmement fréquente, au moins chez l'adulte. Chez l'enfant, il faut incriminer plutôt l'ingestion de poussières bacillifères ou de lait provenant de vaches atteintes de mammite tuberculeuse.

On peut rencontrer des lésions tuberculeuses au niveau de tous les segments de l'intestin, mais elles affectent une véritable prédilection pour la partie terminale de l'iléon, probablement à cause de la richesse de cette région en tissu lymphoïde. Ces lésions consistent en ulcérations provenant du ramollissement des granulations ; les unes sont petites, régulières, comme taillées à l'emporte-pièce ; leur bord est légèrement décollé, et leur fond un peu tomenteux ; les autres sont plus grosses et irrégulières ; leur bords sont déchiquetés et décollés, leur surface très inégale ; elles résultent habituellement de la confluence de plusieurs ulcères lenticulaires voisins.

Ces ulcérations affectent le plus souvent une disposition transversale et plus ou moins annulaire. Cette disposition spéciale doit être attribuée à la prédilection des tubercules pour le trajet des vaisseaux lymphatiques et sanguins, dont les branches terminales décrivent autour de l'intestin une série de cercles concentriques.

Au point de vue clinique, la tuberculose de l'intestin est dans la majorité des cas — suivant la formule de Gaillard — une maladie lente, ulcérative, à localisation iléo-cæcale.

Maladie lente signifie: début insidieux, résistance aux médicaments, amaigrissement, débilité, cachexie.

Ulcération explique les principaux symptômes: diarrhée, perforations, rétrécissements fibreux et occlusion intestinale.

Enfin, *localisation iléo-cæcale* indique le siège des douleurs, des lésions ulcéreuses et des tumeurs inflammatoires.

L'*entérite tuberculeuse* a donc pour symptôme principal, et parfois unique, la diarrhée. Elle peut être intermittente et n'apparaître que tous les deux ou trois jours, mais plus souvent elle est permanente et se produit fréquemment dans une même journée. Les malades ont douze ou quinze évacuations par jour: d'abord des matières demi-solides, mélangées de grumeaux grisâtres ou brunâtres, puis complètement aqueuses. Lorsque les ulcérations fournissent du sang, la teinte grisâtre se change en coloration noire. Lorsque l'inflammation est intense, on trouve dans les selles de véritables lambeaux de muqueuse mortifiée et fétide.

L'examen coprologique révèle la présence de cellules granulo-graisseuses, de nombreux leucocytes, de globules rouges déformés et parfois de bacilles de Koch.

Les coliques précèdent ou accompagnent les évacuations diarrhéiques. Elles sont surtout localisées à la fosse iliaque droite; c'est dans cette région qu'on peut constater du gargouillement et parfois de l'empâtement diffus ; il n'est pas rare de voir la palpation du cæcum provoquer des crises entéralgiques très pénibles.

Les désordres gastriques s'associent aux troubles intestinaux ; ils consistent surtout en inappétence, nausées et vomissements. Les sueurs sont abondantes ; on peut les voir alterner avec la diarrhée, ou tout au moins diminuer au moment où la diarrhée augmente.

Enfin la température est capricieuse ; tantôt la fièvre est irrégulière et survient par crises ; tantôt elle présente les grandes oscillations qui caractérisent la fièvre hectique.

L'entérite tuberculeuse est essentiellement chronique, et cette diarrhée de long cours résiste à toutes les médications. Sa marche est habituellement lente, mais on ne peut lui assurer une durée même approximative ; on observe parfois des rémissions. En général, l'amaigrissement augmente progressivement ; la cachexie tuberculeuse ne tarde pas à s'établir et à emporter le malade.

Une mention spéciale doit être réservée à la *tuberculose ulcéreuse du gros intestin*. Les ulcérations du cæcum sont fréquentes dans l'entérite tuberculeuse et ne donnent pas à la maladie une allure clinique particulière. Mais parfois les lésions tuberculeuses se localisent au cæcum seul, réalisant suivant les cas le tableau clinique de la *typhlite* ou celui du *tuberculome hypertrophique*.

Plus rarement les ulcérations se développent au niveau de la partie terminale du gros intestin ; elles peuvent atteindre alors des dimensions considérables et présenter des bords déchiquetés, rappelant les lésions de la dysenterie ambienne. Au point de vue clinique, elles réalisent la *forme dysentérique* de la tuberculose intestinale, caractérisée par des épreintes, du ténesme et des évacuations hémorragiques ou purulentes. De tels faits sont assez exceptionnels ; aussi nous permettra-t-on de résumer ici une observation de recto-colite purulente d'origine tuberculeuse que nous avons observée il y a quelques années.

OBSERVATION PERSONNELLE.

Elle concerne une femme de vingt-sept ans, qui vint nous consulter en novembre 1913 pour une crise dysentériforme survenue au cours d'une entéro-colite chronique. Celle-ci avait, en effet, débuté huit ans avant par une crise aiguë caractérisée par des épreintes, du ténesme et une dizaine d'évacuations quotidiennes composées de sang et de glaires. Après quelques semaines de traitement, l'état s'était amélioré ; le nombre des selles avait diminué, le sang et le pus avaient disparu ; mais chaque deux ou trois mois survenait sans cause apparente une rechute à allure dysentériforme comme la crise initiale.

Nous vîmes la malade au cours d'une de ces rechutes ; l'examen coprologique nous fit constater des fèces molles, fétides, glaireuses, renfermant des traces de sang et une quantité abondante de pus ; la recherche des amibes resta négative.

De nombreux traitements furent essayés en vain : lavements à l'ipéca, au tanin, à la poudre d'amidon, au sténol... et par la bouche pilules de Segond, poudre de Dower, cachets de tannigène, etc... Seules les injections de chlorhydrate d'émétine réussirent à faire disparaître momentanément ces crises de diarrhée avec glaires, sang et pus. L'amélioration ne dura que quelques semaines et la malade découragée partit pour Paris. Nous l'adressâmes à notre maître et ami M. le Dr Friedel, le priant de pratiquer un examen rectoscopique.

Celui-ci permit de préciser les lésions présentées par la malade et de porter le diagnostic de « colo-rectite tuberculeuse ancienne avec ulcérations nombreuses et rétrécissements multiples très serrés », M. Friedel, estimant que tout traitement médical resterait sans résultat, adressa la malade à M. le professeur Duval pour une intervention chirurgicale.

Elle fut pratiquée en deux temps : le 21 mars, ouverture d'un anus artificiel au niveau du côlon transverse, et le 28 avril amputation du rectum et de la partie terminale de l'S iliaque, sur une longueur de 25 centimètres.

Nous revîmes la malade au mois de juin, et nous pûmes constater le parfait fonctionnement de son anus et la disparition de tout écoulement purulent. Depuis cette époque, l'état s'est maintenu satisfaisant. Bien plus, en novembre 1917, la malade est devenue enceinte et a accouché à terme d'un enfant normal !

Traitement. — Il est, suivant les cas, médical ou chirurgical. Le traitement de l'entérite tuberculeuse est exclusivement médical, tandis que celui des tuberculoses localisées du gros intestin est d'ordre chirurgical.

1° *Traitement médical.* — C'est celui de la tuberculose en général, mais adapté à la localisation intestinale. On prescrira donc un régime alimentaire abondant et substantiel, mais en laissant de côté les aliments gras qui sont mal absorbés et le bouillon qui est un excellent milieu de culture pour les bactéries de l'intestin, et en insistant surtout sur le lait, les féculents et la viande crue.

Contre la diarrhée, de nombreux médicaments ont été proposés, mais en général ils ont donné des résultats peu satisfaisants. S'il est facile de calmer les douleurs et de diminuer les secrétions intestinales par des préparations opiacées (laudanum, élixir parégorique, chlorhydrate de morphine...), il est plus difficile d'obtenir la cicatrisation des ulcérations. On a essayé d'y parvenir à l'aide de la poudre de talc à haute dose (Debove), des sels de bismuth, de l'acide lactique à la dose de 10 à 12 grammes par jour (Hayem), du nitrate d'argent en pilules (de 2 à 10 centigrammes par jour) ou en lavements. Gilbert préfère le peroxyde de magnésium (50 centigrammes par jour en capsules kératinisées), Netter le collargol en pilules de 2 à 10 centigrammes; enfin, Renon préconise le bleu de méthylène qu'il formule ainsi :

Bleu de méthylène.......................... 0gr,10
Lactose.................................... 0gr,20

Pour 1 cachet ; 3 cachets par jour.

2° *Traitement chirurgical.* — Il ne s'adresse qu'aux formes localisées. Son indication principale est la tuberculose iléo-cæcale, dont la résection est possible et relativement facile, avec une mortalité opératoire faible et des résultats éloignés satisfaisants. On peut aussi réséquer de longs segments d'intestin grêle ou des parties du gros intestin.

L'extirpation du rectum est indiquée lorsque les lésions sont localisées à la partie terminale du gros intestin; elle a donné un résultat parfait chez la malade dont nous avons résumé plus haut l'histoire intéressante.

BIBLIOGRAPHIE.

ANTOINE. — Les recto-colites graves (Thèse de Paris, 1919).

BENSAUDE et THIBAUT — Quelques cas de recto-colites graves (*Soc. méd. hôp. Paris*, 6 novembre 1913).

BRELET. — Les formes cliniques de la tuberculose intestinale (*Archives de médecine*, janvier 1905).

BRET et BLANC-PERDUCET. — Colite ulcéreuse hémorragique (*Archives des mal. de l'app. digestif*, 6 janvier 1912).

GALLIARD. — Les formes cliniques de la tuberculose intestinale (*Médecine moderne*, 1896).

GALLIARD. — Article du nouveau *Traité de médecine* de Gilbert et Thoinot, 1907.

GIRODE. — L'intestin des tuberculeux (Thèse de Paris, 1888).

LAFAGE. — Entérite tuberculeuse (*Société d'anatomie et de physiologie de Bordeaux*, décembre 1909).

LŒPER. — Les diarrhées tuberculeuses des tuberculeux (*Tribune médicale*, 23 janvier 1909).

LŒPER. — Article du *Manuel des maladies du tube digestif* de Debove, Achard et Castaigne, 1908.

TIMBAL. — Deux cas de recto-colite ulcéreuse (*Toulouse médical*, 15 juin 1921).

VERLIAC. — Les différentes formes de la tuberculose intestinale (*Revue de la tuberculose*, juin 1904).

LES FORMES INTESTINALES
DE LA PÉRITONITE TUBERCULEUSE

Les troubles digestifs font partie du tableau habituel de la péritonite tuberculeuse. C'est ainsi que la forme ascitique, qui est la plus fréquente, débute ordinairement par quelques douleurs abdominales, des vomissements et un peu de diarrhée. Pendant la période d'état, ces troubles persistent et l'on observe en particulier des alternatives de constipation et de diarrhée. Les mêmes phénomènes s'observent dans la forme ulcéro-caséeuse. Enfin, la forme fibreuse se traduit aussi par des symptômes digestifs, mais les douleurs abdominales sont ici plus violentes, et la constipation est la règle. Il n'est pas rare d'observer à cette période des accidents d'occlusion intestinale, sur lesquels Lejars a justement insisté.

Mais ces manifestations digestives — quelle qu'en soit la forme et quel que soit le moment de leur apparition — ne dominent jamais le tableau clinique; dans tous ces cas, la péritonite se manifeste par des signes suffisants pour en rendre le diagnostic facile.

Plus rares sont les péritonites discrètes, partielles, souvent latentes, dont la seule traduction clinique peut consister pendant longtemps dans les troubles de l'intestin. De telles péritonites méritent d'être individualisées sous le nom de « formes intestinales ».

Le symptôme prédominant varie suivant les cas: le

malade accuse parfois de vives douleurs abdominales; il présente tantôt une constipation opiniâtre et tantôt une diarrhée chronique. Les formes douloureuses ont été surtout étudiées par M. Lœper, pendant que MM. Joltrain et Baufle décrivaient les formes caractérisées par la constipation et les adhérences péritonéales discrètes. Nous-même avons particulièrement insisté sur la forme diarrhéique, et nous avons montré dans notre thèse (en février 1911) que la diarrhée pouvait constituer le premier signe — et pendant plusieurs mois, l'unique signe — de la péritonite tuberculeuse. Lorsque l'ascite s'est constituée, la diarrhée peut être encore le symptôme dominant, celui dont se plaint uniquement le malade et qui doit attirer particulièrement l'attention du médecin.

Nous allons étudier brièvement ces trois formes intestinales de la péritonite tuberculeuse.

A. Formes douloureuses. — La première observation de M. Lœper concerne un jeune soldat, qui fut soigné pendant plusieurs années pour de l'entéro-colite chronique. Il souffrait de l'angle gauche du côlon et du côlon descendant, rendait des glaires et des membranes, avait un mauvais état général et présentait chaque soir de la fièvre. En 1913, des frottements apparurent à la base gauche, les douleurs abdominales s'accentuèrent et il entra dans un sanatorium, où l'on porta le diagnostic de péritonite enkystée périsplénique et de pleurite de la base gauche. Un an après, il était à peu près guéri, mais il souffrait et souffre encore de l'hypocondre gauche.

Plus typique est l'histoire d'un second malade, qui entra à l'hôpital en novembre 1916 pour des douleurs abdominales diffuses, de la constipation et un météorisme marqué. Évacué du front pour entérite, il fut d'abord considéré comme atteint de névrose abdominale traumatique. Cependant, on percevait quelques frottements au niveau des bases, et la fatigue provoquait une réaction thermique assez forte.

Six mois après, il fut hospitalisé de nouveau ; le ventre présentait cette fois de la matité dans les flancs, la température atteignait 38°,5, l'état général était fortement touché, et le diagnostic de péritonite bacillaire s'imposait. Il fut confirmé quelques mois après à l'autopsie, qui montra une péritonite diffuse, mais plus développée dans la région sous-diaphragmatique.

Ces exemples montrent que pendant longtemps l'allure clinique est celle d'une affection de l'intestin. Les éléments du diagnostic se trouvent dans la recherche de certains phénomènes thoraciques ou généraux, qu'une lésion de l'intestin seul serait impuissante à provoquer. « Si l'on porte attention à cette association quasi constante de signes thoraciques et de signes abdominaux, de phénomènes dyspnéiques et de vomissements, de névralgie intercostale et de douleurs de l'hypocondre, de toux et de constipation ou de mucorrhée, à la réaction fébrile enfin et à la douleur phrénique, on peut discerner la vraie cause derrière les accidents digestifs » (Lœper).

Cette cause réside dans une poussée de péritonite localisée à la région sous-diaphragmatique, « véritable pleuropéritonite en réduction, à laquelle on peut donner le nom de *périphrénite*» (Lœper).

B. **Formes pseudo-entéritiques.** — L'aspect clinique change avec la localisation du processus inflammatoire. Les malades dont MM. Joltrain et Baufle ont rapporté l'histoire sont de jeunes soldats hospitalisés pendant la guerre pour de l'entérite ne répondant pas au type classique. Tous ont un passé pathologique, caractérisé par des signes de réactions banales du tube digestif et des signes d'imprégnation bacillaire. Ils viennent consulter pour des phénomènes douloureux et des modifications des selles. Les douleurs sont peu violentes ; elles consistent habituellement en une gêne modérée, augmentée par l'alimentation, diminuée par la diète et le repos, et prédominant dans la fosse iliaque droite. La palpation de l'abdomen est peu douloureuse; l'intestin ne donne pas de sensation spéciale, même lorsqu'il est sténosé; par contre, on peut percevoir parfois des indurations profondes donnant l'impression de masses ganglionnaires; le météorisme et l'ascite sont exceptionnels.

La formule coprologique est variable : « La diarrhée semble plus fréquente que la constipation; encore faut-il reconnaître qu'il s'agit plutôt d'une débâcle diarrhéique qui liquide en quelque sorte une constipation antérieure; les selles ne renferment ni sang, ni résidus alimentaires; de tels malades ne sont pas des intestinaux vrais » (Joltrain et Baufle).

Ce qui domine, ce sont les phénomènes généraux : tous ces malades sont amaigris, asthéniques, incapables de tout effort; ils présentent souvent de petites élévations thermiques, et font penser tout naturellement à la tuberculose.

L'examen radioscopique est indispensable pour établir le diagnostic. Il révèle deux signes essentiels :

1° L'arrêt du bismuth en un point voisin de l'iléon; à ce niveau, l'intestin grêle est renflé en une sorte de poche distante du cæcum de 6 à 12 centimètres. Cet obstacle crée une gêne de l'évacuation qui explique la constipation.

2° L'impossibilité de mobiliser les segments du côlon voisins, la diminution du calibre des angles coliques et souvent des pneumatoses localisées. Ces anomalies traduisent l'existence d'adhérences, peu nombreuses mais solides, qui fixent entre elles les anses intestinales.

La nature exacte de ces adhérences a pu être vérifiée deux fois à l'autopsie, qui a permis de constater quelques granulations tuberculeuses sur le péritoine et l'existence d'autres foyers tuberculeux.

Aussi MM. Joltrain et Baufle conseillent-ils de rechercher systématiquement ce syndrome clinique et radiologique chez tous les entéritiques qui ont dans leur passé des signes d'imprégnation bacillaire.

C. Formes diarrhéiques. — Certaines péritonites tuberculeuses se traduisent au début de leur évolution par un seul signe clinique : de la diarrhée chronique. Plus souvent la diarrhée n'existe pas seule et s'accompagne de météorisme ou d'ascite.

Voici quelques observations personnelles concernant ces formes diarrhéiques de la péritonite tuberculeuse :

En juillet 1910, nous avons observé, à l'Hôtel-Dieu, une jeune fille de vingt ans, atteinte d'ascite de nature tuberculeuse. La maladie avait débuté six mois avant par une légère poussée de pleurite à la base gauche, suivie de douleurs abdominales diffuses, de vomissements alimentaires et bilieux, enfin d'une diarrhée chronique, rebelle à toute thérapeutique. Pendant plusieurs mois, la diarrhée avait résumé toute la maladie ; l'ascite ne s'était développée que récemment et son volume était encore peu abondant. Un examen coprologique nous permit de préciser les caractères de cette diarrhée, et de l'attribuer à de l'entérite catarrhale.

Absolument comparable est l'histoire d'un jeune homme de dix-huit ans, qui vint nous consulter en février 1912 pour des coliques à prédominance nocturne et de la diarrhée. Depuis quelques mois, ce malade avait trois ou quatre selles par jour, précédées de douleurs assez vives ; les selles étaient presque liquides, de couleur jaunâtre et renfermaient beaucoup de mucus. L'abdomen était très sensible à la palpation, surtout autour de l'ombilic ; le foie était hypertrophié et l'estomac dilaté.

La diarrhée persista sans amélioration pendant deux mois ; nous vîmes alors se développer sous nos yeux les premiers symptômes péritonéaux : météorisme généralisé à tout l'abdomen, et sensibilité particulièrement marquée dans le flanc droit; puis, quelques semaines après, ascite diffuse.

Ainsi la diarrhée peut précéder de plusieurs mois la formation de l'ascite et constituer le *symptôme initial* de la péritonite tuberculeuse.

Plus souvent, la diarrhée se constitue en même temps que l'ascite, et, par sa fréquence, son intensité et sa durée, mérite d'attirer particulièrement l'attention.

Il en était ainsi chez trois malades, dont les observations sont rapportées dans notre thèse. La première malade eut en septembre 1909 une pleurésie sèche; quelque temps après, elle vit son ventre augmenter de volume et devenir douloureux ; en même temps se constitua une diarrhée qui persista plusieurs années. Nous pûmes, en effet, étudier cette diarrhée pendant deux mois consécutifs durant l'été de 1910, asssiter à une lapa.. rotomie qui fit constater sur le péritoine une série de granulations tuberculeuses, et examiner à nouveau la malade l'année suivante : la diarrhée persistait et présentait les mêmes caractères.

La deuxième observation est assez analogue.

La troisième présente une particularité intéressante : la diarrhée se développa en même temps que l'ascite, mais persista après la disparition du liquide.

Depuis que notre attention a été attirée sur ces faits, nous avons vu plusieurs fois la diarrhée tenir le premier rang dans la symptomatologie de la péritonite tuberculeuse, et mériter de constituer ainsi une forme spéciale de la maladie.

Ainsi que nous l'écrivions dans notre thèse, l'*examen coprologique* permet de comprendre la pathogénie de cette diarrhée, en révélant l'existence d'une inflammation chronique de la muqueuse intestinale. Cette inflammation se manifeste par une proportion notable de mucus et de glaires et par une mauvaise utilisation des aliments ingérés. La formule coprologique de ces diarrhées présente une ressemblance parfaite avec celle de l'entérite catarrhale. Nous y retrouvons, en effet, les mêmes caractères :

La diminution de la durée de la traversée digestive ;

Le mucus abondant ;

La mauvaise utilisation des hydrates de carbone et l'utilisation imparfaite des albuminoïdes et des graisses ;

La réaction acide et les fermentations anormales.

De cette similitude de caractères, nous pouvons conclure à une similitude de nature. Il nous semble donc naturel d'attribuer à un certain degré d'entérite catarrhale les troubles digestifs qui accompagnent souvent la péritonite tuberculeuse.

La clinique montre que cette entérite peut précéder de plusieurs mois le développement de l'ascite. Il paraît donc nécessaire de la considérer comme primitive à l'infection péritonéale. S'il en est ainsi, nous devons admettre que toutes les péritonites tuberculeuses ne proviennent pas de la propagation d'une pleurésie à travers le diaphragme et que certaines ont leur origine dans la pénétration du bacille de Koch par voie intestinale. Ainsi la méthode coprologique semble donner un appui à la théorie — aujourd'hui si discutée — de l'origine intestinale de la tuberculose.

Quelles que soient d'ailleurs les théories, les faits cliniques restent indiscutables. Ils prouvent que certaines péritonites tuberculeuses se manifestent par des symptômes presque uniquement intestinaux: crises entéralgiques, constipation avec fausse diarrhée ou diarrhée chronique. Ces symptômes peuvent rendre le diagnostic difficile et faire soigner à tort le malade pour une entérite d'emprunt, alors que les efforts thérapeutiques doivent être dirigés contre la péritonite, manifestation d'une tuberculose ordinairement curable. L'intérêt pratique de ce diagnostic exact justifie, croyons-nous, cette longue étude.

BIBLIOGRAPHIE.

BANTEIGNIE. — De l'occlusion intestinale dans la péritonite tuberculeuse (Thèse de Paris, 1902).

BOIDIN. — Les maladies du péritoine (*In Traité* de Debove, Achard et
Castaigne).

JOLTRAIN et BAUFLE. — Les faux entéritiques par péritonéo-bacillose
latente (*Soc. méd. hôp.*, 27 décembre 1918).

LEJARS. — L'occlusion intestinale au cours de la péritonite tuberculeuse (*Gaz. des hôp.*, 1891).

LŒPER. — La périnéphrite (*Progrès médical*, 20 janvier 1916). — Les
formes digestives de la périnéphrite (*In Leçons de pathologie digestive*, 4º série, 1919).

PINGUET. — Les pseudo-entérites par tuberculose péritonéale discrète
(Thèse de Paris, 1919).

TIMBAL. — Les dyspepsies intestinales des tuberculeux (Thèse de
Toulouse, 1911).

LA SYPHILIS INTESTINALE

Les localisations de la syphilis sur l'intestin sont rares et peu connues ; aussi allons-nous les étudier très brièvement.

C'est Cullerier, chirurgien de Lourcine, qui a publié, en 1854, le premier travail sur les entérites syphilitiques. En 1900, le professeur Fournier déclarait n'avoir observé l'entéropathie syphilitique qu'une douzaine de fois. Et encore, lorsqu'on soumet ces faits à un contrôle sévère, peut-on voir qu'ils n'ont pas tous une égale valeur parce que l'examen anatomique fait souvent défaut et que, même avec le concours du microscope, il est parfois difficile de différencier les lésions syphilitiques des lésions tuberculeuses. Cependant, les faits récemment publiés par Lereboullet, Guttmann, Leven et Bensaude semblent indiscutables.

La syphilis intestinale peut être héréditaire ou acquise.

I. — Syphilis héréditaire.

On l'observe immédiatement après la naissance ou dans les premières semaines qui la suivent. Elle se manifeste ordinairement par une diarrhée fétide, séreuse ou muqueuse, parfois accompagnée de grumeaux et de détritus blanchâtres. Elle est tenace, résiste aux médicaments habituels, mais cède assez facilement à la cure spécifique.

Plus rarement on observe du melæna isolé ; enfin parfois des hémorragies multiples qui aboutissent rapidement à une cachexie mortelle.

Les lésions constatées à l'autopsie sont assez discrètes ; elles consistent en nodules miliaires ou lenticulaires qui occupent ordinairement le jéjuno-iléon et parfois la région iléo-cæcale ; en ulcérations linéaires, en coup d'ongle, ou arrondies, situées pour la plupart au niveau des plaques de Peyer ; enfin en infiltration de la paroi sous forme de placards ou d'épaississements annulaires ·

II. — Syphilis acquise.

Se manifeste d'une manière différente, suivant la période de l'infection syphilitique.

A la *période secondaire*, les lésions spécifiques sont rares, à l'exception des plaques muqueuses qui envahissent l'extrémité inférieure du rectum et ne provoquent d'ailleurs pas de troubles spéciaux. Il est cependant naturel d'admettre l'existence d'un « catarrhe des voies digestives constituant la reproduction intérieure des dermopathies spécifiques » (Leudet).

Cliniquement, la syphilis secondaire de l'intestin peut revêtir trois formes :

1º *Forme entéralgique*, caractérisée par des douleurs vives, de la diarrhée fréquente et parfois des selles muco-sanguinolentes ;

2º *Forme diarrhéique*, sans douleurs, sans mucus et sans fièvre ;

3º *Forme typhoïde*, avec fièvre élevée, diarrhée abondante, météorisme abdominal et hypertrophie de la rate ; cet ensemble de symptômes fait songer à la fièvre typhoïde, dont il ne se distingue guère que par l'absence de taches rosées et de phénomènes cérébraux.

La *syphilis tertiaire de l'intestin* est plus fréquente. Ses lésions sont complexes, parce que « la syphilis vieillissante se complique d'altérations variées ; elle appelle le bacille de Koch, la dégénérescence amyloïde et la sclérose. L'intestin devient ainsi un champ de bataille sur lequel les parties ont de la peine à reconnaître leurs morts » (Galliard).

Cependant, on peut schématiser ainsi les lésions observées. Elles se localisent sur la partie terminale de l'intestin grêle, sur le côlon et la partie supérieure du rectum, tandis que celles de la syphilis héréditaire ont une prédilection marquée pour le jéjuno-iléon. D'autre part, les gommes sont très rares, et l'on observe soit des ulcérations, soit de l'infiltration diffuse.

Les *ulcérations* sont ordinairement peu nombreuses ; elles sont volumineuses, de forme arrondie, reposent sur une base indurée et ont un fond grisâtre qui s'enfonce profondément jusqu'à la musculeuse et parfois jusqu'au péritoine ; cependant elles aboutissent rarement à la perforation.

La *forme infiltrée* est plus rare, sauf au niveau du rectum où elle détermine ces rétrécissements si bien étudiés par Fournier. Des lésions analogues sont exceptionnelles sur le côlon, mais elles peuvent aussi créer des cicatrices rétractiles et des rétrécissements fibreux.

Ces deux variétés de lésions se traduisent par des symptômes très différents. Les rétrécissements provoquent de la constipation chronique qui peut aboutir à l'occlusion intestinale. Les ulcérations provoquent au contraire de la *diarrhée* ; il s'agit souvent de diarrhée simple, sans entérite et sans coliques, mais parfois les malades accusent des épreintes et du ténesme et ont des évacuations sanguinolentes rappelant celles de la dysenterie. Certains présentent même des hémorragies abondantes, qui entraînent rapidement une anémie marquée, résistent à tous les traitements locaux, mais cèdent rapidement dès qu'on institue le traitement mercuriel.

Aussi, lorsqu'on soupçonne l'origine syphilitique d'une diarrhée qui résiste aux remèdes habituels, il faut prescrire sans retard le mercure et l'iodure de potassium (Galliard). L'iodure sera pris par voie buccale ou en lavement ; le mercure sous forme d'injections de sels solubles. Il sera parfois nécessaire de compléter le traitement par des injections intraveineuses de néosalvarsan.

Cette thérapeutique donne ordinairement des succès inespérés. Cependant le rétrécissement du rectum lui résiste habituellement et par conséquent nécessite souvent une intervention chirurgicale : dilatation simple ou résection.

BIBLIOGRAPHIE.

BENSAUDE et THIBAUT. — *Bull de la Soc. méd. des hôp. Paris*, novembre 1913.

CULLERIER. — Les entérites syphilitiques (*Union médicale*, 1854).

FOURNIER. — Études sur la syphilis, 1900.

GALLIARD. — Maladies de l'intestin (*in Nouveau traité de médecine de Gilbert et Thoinot*, 1907).

LEVEN. — Un cas de syphilis de l'intestin (*Bull. de la Soc. thérapeutique*, 1907).

LŒPER. — Maladies du tube digestif (*in Traité de Debove*, Achard et Castaigne, 1908).

VII

LES DIARRHÉES D'ORIGINE NERVEUSE ET RÉFLEXE

LES DIARRHÉES TABÉTIQUES

L'intestin peut être, chez le tabétique, le siège de troubles fonctionnels extrêmement accusés ; ceux-ci s'observent à toutes les périodes de la maladie, mais présentent un aspect clinique qui varie avec l'évolution même du tabes. Au début, avant l'apparition des signes d'incoordination motrice, on observe souvent de la constipation opiniâtre et quelquefois de la diarrhée incoercible. Plus tard, à la période d'état, ce sont les manifestations douloureuses qui prédominent, soit sous forme de crises entéralgiques simples, soit aussi sous forme de crises cholériformes ou entéritiques.

Ainsi, les réactions intestinales des tabétiques offrent de grandes analogies avec les réactions gastriques qui sont tantôt intermittentes, violentes et extrêmement douloureuses ; ce sont les *crises gastriques* proprement dites ; et tantôt continues, atténuées, relativement bien supportées par le malade, constituant alors de simples *dyspepsies tabétiques.*

Les complications intestinales du tabes sont connues depuis longtemps. Dès 1862, Charcot et Vulpian ont publié l'observation d'une tabétique qui souffrait de violentes crampes abdominales avec diarrhée incoercible, qui précéda de cinq ans les phénomènes caractéristiques de la maladie. En 1882, Vulpian sépara nettement la diarrhée simple des crises entéralgiques. La même année, Putnam publia plusieurs observations de tabes ayant débuté par de la diarrhée. En 1884, le professeur Fournier insista sur la fréquence de ces crises diarrhéiques et sur leur valeur séméiologique ; il en a tracé une description qui est demeurée classique.

Les crises entéralgiques sont de connaissance plus récente. On en trouve quelques observations dans le livre de Pal publié en 1905. Un cas a été rapporté par Debove en 1908, un autre l'année suivante par Dufour et Cottenet. Enfin, M. Lœper en a dressé un tableau d'ensemble et soigneusement étudié la pathogénie dans une intéressante leçon publiée en 1911.

Ces différents travaux rendent aujourd'hui facile la description de la diarrhée tabétique et des crises entéralgiques du tabes.

I. — La diarrhée tabétique.

C'est un accident de la période préataxique, qui est essentiellement polymorphe, féconde en manifestations diverses, en symptômes variés permettant de dépister le tabes à ses origines et de le combattre à la période où il est encore accessible à nos remèdes (Fournier).

Parmi les troubles du début, c'est peut-être le plus précoce, puisque Charcot et Vulpian l'ont vu dans un cas précéder de cinq ans les phénomènes caractéristiques de la maladie ; malheureusement, c'est un signe rare dont Fournier a observé seulement treize cas.

Cette diarrhée prémonitoire du tabes se traduit par des selles fréquentes, liquides ou demi-liquides, fécaloïdes, jaunâtres ou brunâtres, parfois mélangées de sang; elle est remarquable par sa fréquence plutôt que par son abondance; elle ne provoque ni crampes ni coliques et constitue un trouble plus ennuyeux que pénible.

Quelques caractères donnent à cette diarrhée une physionomie spéciale :

1° Elle survient sans causes; les écarts de régime, la fatigue, le froid ne la provoquent pas, le repos ne la diminue pas; tous les médicaments sont sans influence sur elle et elle disparaît quand il lui plaît pour reparaître de même.

2° Elle est remarquable par sa persistance et sa longue durée. « J'ai vu, dit Vulpian, des malades qui, pendant plusieurs années, avaient été tourmentés par une diarrhée quotidienne que tous les traitements employés n'avaient pu que modérer et pour un temps plus ou moins court; dans un cas, la diarrhée existait depuis neuf ou dix ans, revenant tous les deux mois et durant trois ou quatre jours... »

Ainsi le flux intestinal peut être permanent ou intermittent. Dans le premier cas, le nombre des selles est régulièrement fréquent; dans le second cas, au contraire, il varie suivant les périodes; les débâcles diarrhéiques se produisent par accès, qui se renouvellent souvent pendant plusieurs années sans interruption.

3° Malgré sa ténacité, cette diarrhée altère peu l'état général et provoque un amaigrissement insignifiant.

Ainsi la diarrhée tabétique peut être définie avec Vivier : « une diarrhée sans causes, de longue durée, devenant presque une habitude, continue ou intermittente (et, dans ce dernier cas, survenant par débâcles), peu intense, peu douloureuse, affaiblissant peu les malades ».

Ces caractères spéciaux lui donnent une certaine valeur séméiologique, sur laquelle a insisté Fournier. La diarrhée apparaît en effet d'une manière précoce à la période préataxique, et souvent même constitue le premier signe de la maladie. En tout cas, elle est un des meilleurs symptômes révélateurs du tabes; elle éveille l'attention du médecin, fait naître en son esprit un soupçon, et du soupçon à la découverte de la maladie il n'y a qu'un pas à franchir. Ainsi l'intérêt principal de la diarrhée tabétique réside dans sa valeur diagnostique.

Il n'en est pas de même des crises entéralgiques qui n'apparaissent guère qu'à la période d'état de l'ataxie locomotrice.

II. — Crises entéralgiques du tabes.

M. Lœper en distingue trois variétés : la crise entéralgique simple, la crise cholériforme et la crise entéritique. Nous allons les décrire successivement.

La *crise entéralgique* simple se traduit par des douleurs violentes et angoissantes, ordinairement localisées à une région de l'abdomen, accompagnées d'hyperesthésie et de rétraction de la paroi, de constipation invincible et parfois de vomissements. Ces douleurs débutent brusquement et cessent de même après une durée de quelques heures.

Parfois la rétraction abdominale fait place à un météorisme extrêmement accusé. Comme la constipation est opiniâtre et la rétention d'urine habituelle, le tableau clinique rappelle assez exactement celui de l'occlusion intestinale par iléus paralytique.

Enfin, à côté des formes intenses et des formes prolongées, on doit décrire des crises atténuées, s'accompagnant d'un minimum de troubles fonctionnels, et méritant le nom de crises fulgurantes abdominales (Pal).

La *crise cholériforme* est caractérisée par la coexistence de douleurs vives et de diarrhée abondante. Dans un cas observé par M. J.-Ch. Roux, les douleurs furent si violentes et la diarrhée si profuse que l'idée du choléra s'imposa à l'entourage du malade.

Plus souvent la crise se traduit par une sensation de barre abdominale avec paroxysmes douloureux durant quelques jours et s'accompagnant de selles fréquentes, impérieuses et liquides.

Enfin la *crise entéritique* se traduit par de la diarrhée, le rejet de muco-membranes et des douleurs d'intensité variable. Elle a été décrite d'une manière parfaite par Duchenne (de Boulogne), qui s'exprime ainsi : « J'ai vu aussi ces douleurs siéger dans les intestins, accompagnées quelquefois d'une véritable dysenterie, avec selles sanguinolentes...; elles sont continues et deviennent atroces avec exacerbation et arrachent des cris aux malades; l'hyperesthésie cutanée des parois abdominales les rend plus intolérables...; cependant elles disparaissent tout à coup. Cette disparition subite des viscéralgies et leur retour par rémittences peuvent être considérées en général comme un des signes probables de l'ataxie... »

Ces crises entéralgiques surviennent habituellement chez les tabétiques avérés, accusant depuis plusieurs années des douleurs fulgurantes, des troubles des réflexes et des symptômes d'incoordination. Elles se distinguent ainsi nettement des crises diarrhéiques pures qui constituent souvent le signe révélateur du tabes, et qui précèdent toujours l'apparition des premiers troubles de la démarche.

En général, elles ne constituent pas la seule manifestation abdominale du tabes; souvent elles ont été précédées de crises gastriques ou rectales, et presque toujours elles sont suivies de ces mêmes accidents.

Pathogénie. — Cette association fréquente des crises viscérales s'explique par l'étendue des lésions qui intéressent le grand sympathique. Ces crises sont en effet, et avant tout, des crises nerveuses, et c'est dans le système nerveux abdominal que l'on doit en chercher la cause.

Si l'innervation de l'estomac appartient à l'étage supérieur du plexus solaire, l'innervation de l'intestin est dévolue à l'étage inférieur du même plexus (ou plexus mésentérique supérieur) pour l'intestin grêle et le côlon droit, et au plexus mésentérique inférieur pour le côlon gauche. C'est à l'excitation de ces filets nerveux et aux troubles qui en résultent dans le fonctionnement des organes abdominaux que sont dus les troubles intestinaux, les phénomènes douloureux et même la rétraction de la paroi abdominale.

Ces filets nerveux ont une double origine ; ils proviennent en partie du pneumogastrique et en partie de fibres émanées des racines rachidiennes. Ce sont ces fibres d'origine radiculaire qui sont lésées dans le tabes.

Ainsi les troubles abdominaux apparaissent comme des *crises radiculaires abdominales*. La crise gastrique a pour origine la lésion des racines dorsales qui se perdent dans le plexus solaire supérieur (4e à 7e dorsales) ; et les crises intestinales doivent être attribuées de même à la lésion des racines dorsales qui se perdent dans le plexus solaire inférieur et dans le plexus mésentérique inférieur (8e à 12e dorsales et deux premières lombaires). En dernière analyse, la crise intestinale est, suivant l'expression de M. Lœper, une crise fulgurante de cette partie des racines postérieures qui se perd dans le système sympathique de l'intestin.

Traitement. — Il doit s'adresser d'abord au tabes et ensuite aux troubles intestinaux. Mais ni l'un ni l'autre de ces traitements ne donnent des résultats bien encourageants.

Contre le tabes, on peut prescrire le traitement antisyphilitique, soit mercuriel, soit arsénical. On obtiendra ainsi parfois des rémissions temporaires, jamais une guérison définitive.

Contre les troubles intestinaux, de multiples médications ont été proposées. Quoiqu'ils surviennent habituellement sans cause apparente, on a cependant observé quelques cas où ils semblaient provoqués soit par le froid, soit par les émotions, soit enfin par une poussée d'intoxication intestinale. Il en résulte l'indication formelle de protéger le malade contre ces influences défavorables.

La diarrhée tabétique résiste à toute médication. Mais on est mieux armé contre les phénomènes douloureux; dans tous les cas ils seront atténués, sinon supprimés, par l'administration de morphine, de belladone ou de sulfate d'atropine, médicaments ayant une action indéniable sur le plexus solaire.

D'autres méthodes thérapeutiques ont été proposées, qui sont basées sur de nouvelles conceptions pathogéniques. Ainsi Pal, considérant que la crise douloureuse est avant tout une crise d'hypertension vasculaire, donne à ses tabétiques des médicaments hypotenseurs et se montre très enthousiaste des résultats obtenus. Cependant M. Lœper fait des réserves — qui paraissent justifiées — à la fois sur l'hypothèse pathogénique de Pal et sur la suppression des douleurs par abaissement de la tension artérielle.

Plus intéressante semble être la méthode thérapeutique indiquée récemment par M. Moutier pour combattre les crises solaires, c'est-à-dire «les crises sympathiques abdominales, essentiellement douloureuses et vaso-motrices, accessoirement sécrétoires, pouvant exister indépendamment de toute lésion organique de l'estomac ou de l'intestin». Il paraît naturel de faire rentrer dans cette catégorie les crises entéralgiques du tabes et d'essayer de les améliorer par l'ésérine, alcaloïde de la fève de Calabar, qui joint à ses propriétés hypotensives une action inhibitrice sur le sympathique.

M. Moutier recommande la formule suivante :

Salicylate neutre d'ésérine........ $0^{gr},01$
Glycérine à 28°................. $3^{cc},5$
Eau distillée.................. $1^{cc},5$
Alcool à 95°................... 10 cent. cubes.

A prendre par gouttes, soit en trois prises de X gouttes chacune avant les repas, soit à doses progressivement croissantes et décroissantes en partant de X gouttes par jour pour arriver à LX gouttes.

Enfin, en présence de crises très douloureuses, rebelles à toute thérapeutique, la question peut se poser de l'opportunité d'une intervention chirurgicale. Celle qui a été le plus souvent pratiquée est l'élongation du plexus solaire, proposée par Jaboulay et réalisée par Patel, Vallas, Jonnesco et Paul Docq.

BIBLIOGRAPHIE.

BALACAKIS. — Les lésions aortiques chez les tabétiques (Thèse de Paris, 1882).

CHARCOT et VULPIAN. — Sur deux cas de sclérose des cordons postérieurs de la moelle avec atrophie des racines postérieures (*Soc. biologie*, décembre 1862).

DEBOVE. — Chirurgie et tabes (*Presse médicale*, juillet 1908).

DOCQ. — La section du plexus solaire (*Journal de médecine de Paris*, 27 mai 1911).

DREYFUS-BRISACH. — Lésions trophiques et vaso-motrices dans l'ataxie locomotrice (*Gaz. hebdomadaire*, septembre 1883).

DUBUE. — Sur un cas de tabes d'origine syphilitique (*Soc. méd. hôp. Paris*, 25 novembre 1882 et *Union médicale*, 1er avril 1883).

DUCHENNE (de Boulogne). — De l'électrisation localisée et de son application à la pathologie et à la thérapeutique. Paris, 1872.

FOURNIER. — La période préataxique du tabes. Paris, 1885.

JABOULAY. — Le traitement de quelques perturbations fonctionnelles des viscères abdominaux par l'élongation du plexus solaire (*Chirurgie du grand sympathique*, 1900).

LAIGNEL-LAVASTINE. — Recherches sur le plexus solaire (Thèse de Paris, 1903).

LERAT. — Contribution à l'étude des hémoptysies et des hémorragies par l'anus, liées aux crises thoraciques et rectales de l'ataxie progressive (Thèse de Paris, 1891).

LŒPER. — Les crises entéralgiques du tabes (*Leçons de pathologie digestive*, 1re série, 1911).

Mathieu. — Traité des maladies de l'estomac et de l'intestin. Paris, 1901.

Moutier. — Essai sur les crises solaires (*Archives des mal. de l'app. digestif*, avril 1920).

Pal. — Les crises vasculaires (traduction française par Bablon). Paris, 1908.

Putnam. — Les troubles des nerfs vaso-moteurs dans le tabes (Thèse de Lyon, 1882).

Roger. — Les troubles intestinaux dans l'ataxie locomotrice (*Revue de médecine*, juillet 1884).

Roux (J.-Ch.). — Les lésions du système grand sympathique dans le tabes et leurs rapports avec les troubles de la sensibilité viscérale (Thèse de Paris, 1900).

Vivier. — De la diarrhée tabétique (Thèse de Paris, 1885).

Vulpian. — Leçons sur les maladies du système nerveux. Maladies de la moelle. Paris, 1879.

LES TROUBLES GASTRO-INTESTINAUX
DU GOITRE EXOPHTALMIQUE

Le mauvais fonctionnement de l'appareil digestif est parfois sous la dépendance de glandes lointaines qui semblent à première vue n'avoir avec lui aucun rapport. Il existe ainsi un groupe important, encore mal connu, de *dyspepsies secondaires* qu'on pourrait appeler *endocriniennes* pour rappeler leur origine. Les plus fréquentes ont leur point de départ dans l'altération des capsules surrénales d'une part, du corps thyroïde d'autre part. Les premières sont caractérisées par de l'inappétence, de l'atonie digestive et de la constipation. Les secondes se manifestent par une symptomatologie toute différente, dont les traits essentiels sont la boulimie, la dyspepsie flatulente, les crises de gastralgie et d'entéralgie, enfin la diarrhée qui, par sa fréquence, sa durée, sa résistance à toute thérapeutique, constitue le trouble dominant et vraiment caractéristique.

Ces troubles digestifs font partie du tableau symptomatique habituel de la maladie de Basedow ; ils existent alors à titre de *satellites* des grands symptômes : la tachycardie, le tremblement et l'exophtalmie. Dans certains cas, ils peuvent les *précéder* de longue date et dominer la scène au point de constituer une forme fruste spéciale à manifestations purement digestives (R. Gaultier). Enfin, plus rarement, ils apparaissent seulement à la période *terminale* de la maladie, comme dans le cas rapporté par

Merklen en 1881, où la mort fut déterminée par des accidents aigus : fièvre, hyperesthésie généralisée, diarrhée profuse, arythmie et collapsus.

Le principal intérêt de cette forme dysentérique est de présenter de grandes analogies avec les phénomènes gastro-intestinaux graves qui s'observent parfois à la période terminale de la maladie d'Addison et dont la pathogénie bien connue peut aider à comprendre les troubles que nous étudions.

I. Parmi les **symptômes gastriques**, il en est un qui est presque constant : c'est la *boulimie*, c'est-à-dire l'exagération de la sensation de faim ; tantôt elle se montre par accès prolongés durant plusieurs jours, tantôt sous forme de petits accès de fringale, pouvant revenir plusieurs fois par jour, mais peu intenses et de courte durée. Un certain nombre de goitreux digèrent mal, lentement et se plaignent de gonflement, de ballonnement après les repas ; ils éprouvent une fausse sensation de réplétion gastrique, et présentent de nombreuses éructations. Le gonflement paraît la note dominante, il est perceptible à la main et s'accuse à l'examen radioscopique par une chambre à air volumineuse et souvent par de la pneumatose intestinale. La perméabilité du pylore est normale, et l'évacuation de l'estomac est souvent accélérée. Le chimisme révèle rarement de l'hypersécrétion à jeun et l'hyperchlorhydrie est habituellement modérée.

Cette *dyspepsie flatulente* des goitreux a été particulièrement étudiée récemment par M. Lœper qui en explique ainsi le mécanisme : « Le météorisme (qui caractérise la maladie) est attribuable à l'aérophagie, et l'aérophagie à un spasme de l'œsophage. Le spasme résulte vraisemblablement de l'excitation du pneumogastrique. Enfin, la grande fréquence de ces troubles chez les basedowiens tient sans doute à une excitabilité anormale de leur estomac et cette excitabilité peut être d'origine toxique. Ainsi, en définitive, les phénomènes mécaniques et toxiques s'associent dans la maladie de Basedow pour réaliser le type de la dyspepsie flatulente. » Enfin, à côté de la boulimie et de la dyspepsie flatulente, nous devons signaler quelques troubles plus rares : de l'hyperesthésie de la muqueuse gastrique, des *accès de gastralgie* et parfois des *vomis. :ments*.

II. Symptômes intestinaux. — Du côté de l'intestin, c'est la *diarrhée* qui est le symptôme dominant. Elle constitue une des manifestations les plus fréquentes de la maladie de ' asedow, puisque Pierre Marie, qui l'a décrite le premier, l'a constatée douze fois sur quinze cas observés par lui et publiés dans sa thèse. Cette diarrhée a pour principal caractère d'être paroxystique et de n'être généralement pas accompagnée de coliques. Ainsi, le matin, le malade va à la garde-robe d'une façon tout à fait normale, puis, deux ou trois heures après, sans aucun motif, il est pris d'un besoin intense, et dans l'espace de quelques heures il a plusieurs selles liquides ; puis tout rentre dans l'ordre jusqu'à une nouvelle crise, qui surviendra quelques jours ou quelques semaines plus tard.

A côté de cette diarrhée paroxystique, qui est la plus habituelle, Pierre Marie a décrit une diarrhée permanente, qui dure d'une façon continue pendant plusieurs semaines et peut affaiblir considérablement le malade, au point de simuler une diarrhée tuberculeuse.

Qu'elle soit continue ou paroxystique, la diarrhée d'origine basedowienne présente quelques caractères spéciaux qui lui donnent une physionomie à part. C'est en effet de la lientérie que l'on constate chez presque tous les malades. Les garde-robes sont constituées par des sécrétions intestinales fluides, plus ou moins bilieuses, au milieu desquelles on retrouve, parfaitement reconnaissables, les aliments ingérés quelques heures auparavant.

L'examen des fèces a permis à M. Gaultier d'établir la *formule coprologique* suivante :

1º Raccourcissement dans la durée de la traversée digestive ;

2º Abondance des fèces mal liées, composées de parties dures et de parties liquides, de coloration jaune clair ou verdâtre ;

3º Augmentation des déchets alimentaires non transformés ;

4º Parmi ces déchets, l'examen microscopique permet de reconnaître la présence d'assez nombreuses fibres musculaires striées et de blocs d'albumine coagulée, de gouttes de graisse en plus ou moins grande abondance, avec quelques rares cristaux d'acides gras et de savons ;

5º Réaction franchement acide ;

6º Utilisation des hydrates de carbone relativement bonne.

En définitive, il s'agit d'une diarrhée de sécrétion à type acide, dont la constatation cadre bien avec les symptômes cliniques observés.

A côté de la diarrhée, nous devons signaler la possibilité de *crises entéralgiques*, caractérisées par de la douleur et de la constipation. Ces crises ont fait l'objet d'un travail de Desbouis en 1914. L'observation sur laquelle repose cette étude concerne une femme qui présenta, à l'occasion des diverses manifestations de sa vie génitale, des poussées basedowiennes franches, avec apparition, au cours de chacune de ces poussées, de phénomènes douloureux, correspondant au gros intestin, accompagnés de constipation et d'inappétence. Les premiers troubles apparurent au moment de la puberté, en même temps que se développait un petit goitre qui dura quatre ou cinq ans. A chaque période menstruelle, le goitre augmentait et la malade souffrait de l'intestin. Au moment de la ménopause, se produisit une suspension des règles de trois mois, mais chaque mois, pendant une semaine, la malade vit apparaître les mêmes troubles. Ceux-ci devinrent définitifs au moment de la suppression des règles, en même temps que le goitre augmentait et que le tremblement devenait plus apparent.

III. Pathogénie. — La fréquence et les caractères spéciaux des troubles que nous venons de décrire montrent leur corrélation étroite avec les altérations du corps thyroïde et du sympathique qui constituent le substratum anatomique de la maladie de Basedow.

En ce qui concerne spécialement les troubles gastro-intestinaux, il semble légitime de les attribuer aux lésions du sympathique. En effet, les flux diarrhéiques que l'on rencontre chez l'homme et qui ont pour expression anatomique de l'hyperémie et de l'inflammation de la muqueuse intestinale, se calquent sur les désordres observés chez les animaux auxquels on détruit le plexus solaire ou les ganglions mésentériques, et qui consistent en congestion de la muqueuse intestinale et en diarrhée profuse.

Les troubles de la sécrétion gastique reconnaissent la même pathogénie. Si le pneumogastrique apparaît comme le régulateur de la sécrétion peptique, les expériences de R. Gaultier ont montré que le sympathique jouait le rôle de régulateur de la sécrétion chlorhydrique de l'estomac.

Enfin, les phénomènes mécaniques qui caractérisent la dyspepsie flatulente semblent dépendre d'un mécanisme différent, toxique et nerveux à la fois, ainsi que l'admet M. Lœper.

IV. Traitement. — La thérapeutique de ces troubles digestifs se confond en partie avec celle de la maladie de Basedow elle-même. Suivant la gravité des phénomènes constatés, on prescrira donc tantôt le traitement médical (sérum de Enriquez et Ballet, opothérapie thyroïdienne), tantôt le traitement radiothérapique, tantôt enfin le traitement chirurgical : c'est ainsi que Kolb obtint, par la résection partielle du corps thyroïde, la cessation d'une diarrhée qui durait depuis quinze ans.

Cependant, lorsque les symptômes gastro-intestinaux sont prédominants, il est utile d'ajouter au traitement général une thérapeutique dirigée spécialement contre ces symptômes. Puisqu'ils dérivent en grande partie de l'excitation du système sympathique, il était naturel d'essayer de les améliorer par l'adrénaline et par l'ésérine.

L'adrénaline a donné quelques succès à Eppinger et von Noorden. Ces auteurs recommandent de ne pas donner l'adrénaline par voie buccale parce qu'elle peut être neutralisée par les sécrétions de l'appareil digestif. Ils prescrivent des lavements de 250 centimètres cubes d'eau tiède, contenant de XX à XXX gouttes d'une solution d'adrénaline à 1 p. 1000. Des résultats analogues peuvent être obtenus par des injections sous-cutanées d'adrénaline à la dose de 1 à 2 milligrammes par vingt-quatre heures en plusieurs fois.

Enfin, *l'ésérine* a été préconisée récemment par M. Moutier dans le traitement de toutes les crises solaires et lui a donné des résultats particulièrement favorables dans quelques cas de goitre exophtalmique. Nous avons exposé sa méthode au chapitre précédent ; nous n'y reviendrons pas ici, pour éviter des redites inutiles.

BIBLIOGRAPHIE.

GURSCHMANN. — *Archiv. für Verdauungs Krankheit*, février 1914.

DESBOUIS. — Crises entéralgiques au cours d'une maladie de Basedow (*Soc. méd. des hôp. Paris*, 1ᵉʳ mai 1914).

EPPINGER et VON NOORDEN. — Traitement des diarrhées basedowiennes (Analyse des *Archives des mal. de l'app. digestif*, 1911, nᵒ 7).

KOLB. — Sur les manifestations intestinales de la maladie de Basedow et les difficultés du diagnostic (*Münchener medizin. Wochens.*, décembre 1912).

GAULTIER (RENÉ). — Les troubles gastro-intestinaux de la maladie de Basedow (*Archives des mal. de l'app. digestif*, 1907, p. 667).

LÉVI (LÉOPOLD). — Mécanisme d'action du traitement thyroïdien sur les troubles intestinaux (*Société de biologie*, 1er juillet 1911).

LŒPER. — Pathologie digestive (4e série) : la dyspepsie flatulente chez les goitreux.

MARANON. — Hyperchlorhydrie et hyperthyroïdisme (*Revue de médecine*, mars 1914).

MARBÉ. — L'influence du corps thyroïde sur la physiologie de l'intestin (*Société de biologie*, 1er juillet 1911).

MARIE (PIERRE). — Les formes frustes de la maladie de Basedow (Thèse de Paris, 1883).

MOUTIER. — Étude clinique et thérapeutique sur les crises solaires (*Archives des mal. de l'app. digestif*, avril 1920).

SCHMIEDEN. — *Centralblatt für Chirurgie*, 1912, n° 40.

WELPE. — Les troubles de la sécrétion stomacale dans la maladie de Basedow (*Archiv. für klinisch. Medic.*, Bd. 71).

LES DIARRHÉES RÉFLEXES

Sous ce terme un peu vague, nous grouperons les différentes variétés de diarrhées qui ont pour origine une perturbation nerveuse de nature fonctionnelle ou organique. Les perturbations nerveuses de nature névropathique constituent un groupe distinct auquel nous consacrerons le chapitre suivant.

Tout réflexe suppose trois éléments :

1º Une excitation périphérique recueillie par les terminaisons des nerfs sensitifs;

2º La transmission de cette excitation par les voies centripètes jusqu'à un centre nerveux;

3º Le renvoi de l'excitation par les voies centrifuges à la périphérie sous forme d'excitation motrice.

Appliquant cette définition générale du réflexe au phénomène spécial que constitue la diarrhée, nous constatons que l'excitation périphérique est extrêmement variable suivant les cas, pouvant intéresser tantôt les terminaisons nerveuses de la peau comme le froid, tantôt la muqueuse de l'appareil digestif comme l'estomac ou l'intestin, tantôt une glande annexe comme le foie. L'excitation peut même provenir d'un organe abdominal quelconque comme l'appareil génital, ou d'une intoxication générale de l'organisme souvent légère, comme celle provoqué par l'abus du tabac.

Nous allons passer rapidement en revue chacune de ces variétés de diarrhées réflexes.

1° Le *froid* peut provoquer de la diarrhée chez les gens nerveux et chez les malades ayant un intestin irritable. Le froid aux pieds détermine également la diarrhée, de la même façon que le froid aux mains entraîne des contractions de la vessie. Le froid appliqué sur le ventre peut aussi réveiller les contractions de l'intestin. A ce sujet, J.-Ch. Roux rappelle plaisamment l'histoire d'une malade qui avait installé un grand éventail dans les W.-C. et qui, lorsqu'elle était constipée, soulevait sa chemise et s'éventait le ventre jusqu'à ce que le besoin de la défécation se fasse sentir.

2° *Plus fréquente est l'action excitante de certains aliments et de certaines boissons* dont la pénétration dans l'estomac suffit à déclencher immédiatement une crise diarrhéique.

Ces réactions gastro-coliques varient beaucoup suivant la nature des aliments et aussi la susceptibilité des sujets.

Les substances les plus excitantes sont, suivant les cas, le gibier et la graisse, le bouillon gras et le lait pur, l'alcool et le café.

L'action du café est même si rapide que quelques sujets peuvent s'en servir comme purgatif, et doivent se précipiter à la selle dès qu'il en ont pris une tasse. Cette sensibilité spéciale au café a été décrite par M. Matignon comme un des petits signes de l'entéro-colisme. Elle a pu être constatée directement sous le contrôle des rayons X par M. Lebon qui a vu l'absorption d'une tasse de café provoquer, même chez l'individu normal, une série de contractions du côlon énergiques et fréquentes. Il n'est donc pas surprenant d'observer chez les prédisposés de la diarrhée véritable.

Les *prédisposés* appartiennent à quatre types principaux de malades : ce sont d'abord les *gastropathes hypochlorhydriques* auxquels nous avons consacré un chapitre spécial. Ce sont ensuite les *ptosiques*, atteints plus souvent de constipation rebelle que de diarrhée chronique, mais présentant parfois des alternatives de constipation et de diarrhée, avec prédominance de celle-ci. Ce sont aussi les véritables *entéritiques* et *colitiques* dont l'intestin a gardé les traces d'une vieille inflammation qui en exagère la sensibilité; ce sont enfin tous les *hyperesthésiques du ventre*, groupe complexe comprenant des tabétiques, des intoxiqués et des névropathes.

3° *Certaines affections chroniques de l'intestin* peuvent provoquer directement de la diarrhée réflexe indépendante de l'action stimulante des repas. Au premier rang de ces affections se place *l'appendicite chronique*. Sans doute, la dyspepsie appendiculaire se traduit surtout par des douleurs, des nausées, des vomissements et de la constipation. Cependant il n'est pas exceptionnel d'observer aussi soit des alternatives de constipation et de diarrhée, soit des crises diarrhéiques avec coliques violentes et fermentations abondantes, provoquées surtout par une alimentation trop carnée.

Les *hernies épigastriques* sont une cause assez fréquente de troubles dyspeptiques intéressant principalement l'estomac. Elles provoquent habituellement des douleurs à irradiations multiples et variées, des crampes souvent très douloureuses et des vomissements à caractère précoce. La hernie épigastrique peut exceptionnellement provoquer de la diarrhée, comme dans l'observation si curieuse publiée il y a quelques années par M. Farrar Cobb. Il s'agissait d'un homme de soixante-dix ans, ayant toujours eu une excellente santé, qui présentait depuis sept mois de six à quatorze selles par jour, sans coliques et sans vomissements. Il avait essayé en vain plusieurs régimes et de multiples médicaments, lorsqu'on découvrit une hernie épigastrique de la grosseur d'une noix, située sur la ligne médiane, à 6 centimètres environ au-dessus de l'ombilic. Cette hernie était tendue, irréductible et non douloureuse. Comme la hernie paraissait être la seule cause susceptible de provoquer la diarrhée, M. Farrar Cobb résolut d'opérer le malade. Le sac renfermait de l'épiploon qui adhérait au péritoine pariétal et au côlon transverse. L'intestin fut libéré. La diarrhée disparut aussitôt après l'intervention et ne reparut jamais.

Une autre cause assez exceptionnelle de diarrhée a été signalée récemment par M. Pougel, chirurgien des hôpitaux de Marseille. Ce sont les *hémorroïdes*. Alors qu'elles ont pour cause habituelle la constipation chronique, elles peuvent, une fois constituées, devenir le point de départ d'un réflexe amenant de la diarrhée. Suivant les cas, le malade peut se plaindre surtout soit des hémorroïdes, soit de sa diarrhée. Et le médecin doit se demander si les hémorroïdes sont bien la cause de la diarrhée, ou bien s'il ne s'agit pas d'entérite concomitante. Il doit donc pratiquer toujours un examen coprologique absolument indispensable pour différencier nettement la diarrhée réflexe de l'entérite. Dans le premier cas, il constatera des selles liquides et homogènes, de couleur jaunâtre, d'odeur aigrelette, de réaction acide, ne renfermant ni mucus ni albumine dissoute, mais simplement une abondance anormale de débris d'amidon fortement colorés en bleu par l'iode. Ces selles ont à peu près les mêmes caractères que les matières au niveau du cæcum. On peut donc en conclure que la digestion s'est faite normalement au niveau de l'intestin grêle, mais que des contractions trop énergiques du côlon ont amené immédiatement les matières du cæcum dans l'ampoule rectale. Pratiquement, conclut M. Pougel, si le porteur d'hémorroïdes est atteint d'entérite, il y a tout intérêt à soigner son intestin avant d'intervenir, mais, au contraire, si on diagnostique une diarrhée réflexe, il ne faut pas hésiter à supprimer sa cause.

4° La *diarrhée prandiale des biliaires*, observée surtout chez les malades atteints de cholécystite chronique, doit être rangée aussi dans la catégorie des diarrhées réflexes, puisque M. Linossier, qui l'a décrite, l'attribue à l'évacuation subite d'un flot de bile dans l'intestin au début du repas. Nous avons déjà étudié cette diarrhée en décrivant les troubles intestinaux d'origine hépatique; nous n'y reviendrons pas ici.

5° Suivant l'expression imagée de Morriceau, « il y a commerce entre la matrice et l'appareil digestif ». Les troubles gastriques sont en effet fréquents pendant la grossesse et ils peuvent aboutir aux vomissements incoercibles. D'autre part, la menstruation aggrave presque toujours les désordres dyspeptiques, qu'il s'agisse de troubles nerveux ou de lésions ulcéreuses.

Si la menstruation et la grossesse ont ainsi une action indéniable sur les phénomènes digestifs, il n'est pas surprenant de voir les *lésions utéro-ovariennes* provoquer des troubles dans le fonctionnement de l'estomac et de l'intestin. C'est ainsi que la coexistence de la colite chronique avec les métrites et les salpingites a frappé un grand nombre de gynécologues. La colite peut précéder l'affection utérine ou la compliquer, mais, qu'elle soit primitive ou secondaire, elle subit toujours le contre-coup des phénomènes congestifs qui se produisent au niveau des organes génitaux, au moment des époques menstruelles et des poussées inflammatoires qui surviennent si souvent au cours de l'évolution des salpingites.

Cette influence de l'utérus et de ses annexes sur l'intestin — influence du reste toute réciproque — peut être de nature mécanique ou infectieuse. L'annexite chronique provoque, en effet, la formation d'adhérences capables de comprimer directement l'intestin et d'entraîner de la constipation, ou de tirailler les filets nerveux et de déterminer ainsi des douleurs, des coliques et de la diarrhée. D'autre part, l'infection peut se propager des organes génitaux à l'intestin par l'intermédiaire des lymphatiques qui les réunissent.

Cette influence « n'est pas seulement indéniable thérapeutiquement, elle est de plus pratiquement démontrable » (Combe). De nombreux auteurs ont en effet montré que le traitement chirurgical ou gynécologique des annexites exerce du même coup une action des plus bienfaisantes sur les symptômes de l'entérite secondaire. Et, réciproquement, des troubles génitaux ayant résisté pendant longtemps à tous les traitements, ont disparu rapidement dès que l'entérite a été soignée parallèlement à l'affection gynécologique. Il est donc nécessaire d'associer les deux thérapeutiques.

Chez l'homme, on peut observer, quoique plus rarement, une rupture de l'équilibre intestinal du fait des *excitations génésiques* ou des rapports sexuels. C'est ainsi que M. Matignon a observé, chez six soldats atteints d'entérite chronique à forme diarrhéique, que chaque rapport sexuel provoquait une crise de diarrhée; il a même vu celle-ci se produire après de simples rêves érotiques, mais toujours chez des sujets particulièrement sensibles.

6° Enfin, aux diarrhées réflexes nous devons rattacher celles qui résultent de l'*intoxication chronique du système nerveux* par l'usage régulier de poisons tels que le tabac, l'opium et la cocaïne.

La *dyspepsie tabagique* est la plus fréquente; elle se traduit par de l'inappétence, un état saburral de la langue, des digestions lentes et pénibles accompagnées d'éructations abondantes. Le chimisme fait constater de l'hypochlorhydrie assez accentuée. Enfin, on observe parfois des crises diarrhéiques, soit chez les gros fumeurs, soit même chez les ouvrières des manufactures de tabac, ainsi que l'a constaté notre confrère le D' Pla. Ces faits s'expliquent par l'action directe de la nicotine sur le grand sympathique abdominal. Cette action est nuisible chez les sujets nerveux qui font un usage exagéré du tabac et chez les malades atteints d'entérite à forme diarrhéique. Par contre, elle peut être utile chez les constipés pour provoquer une garde-robe après les repas. C'est pourquoi Trousseau recommandait de fumer une cigarette après les repas pour régulariser l'intestin.

L'*intoxication par l'opium* provoque aussi des troubles digestifs. Ceux-ci s'observent surtout chez les fumeurs d'opium qui présentent au début des nausées et des vomissements, puis assez rapidement de l'asthénie, de l'amaigrissement, une soif continuelle, enfin une diarrhée intense qui les épuise rapidement.

Elle revêt parfois une intensité telle qu'elle provoque des phénomènes cholériformes : crampes, cyanose et algidité (Sollier).

La diarrhée est aussi un des accidents les plus fréquents de la *cure de démorphinisation*.

La *cocaïne* est aussi un poison du système nerveux. L'empoisonnement aigu se traduit surtout par des phénomènes mentaux tels qu'excitation cérébrale, hallucinations et convulsions ; il n'est pas exceptionnel cependant d'observer des vomissements et de la diarrhée. Il en est de même dans l'empoisonnement chronique : après une phase passagère d'euphorie et d'exaltation des facultés psychiques et physiques, apparaissent des troubles de la sensibilité (principalement sensations d'insectes et de fourmis cheminant sur la peau), puis des troubles sensoriels (diminution de l'ouïe, hallucinations visuelles), enfin plus tardivement de l'affaiblissement intellectuel d'une part et de l'autre des troubles digestifs : anorexie, nausées et diarrhée tenace.

La *physiologie pathologique* de ces diarrhées réflexes est complexe. Trois mécanismes principaux semblent, en effet, pouvoir leur donner naissance :

1º Les *réflexes nerveux* sont évidents, quoique encore mal précisés. Cl. Bernard mentionna le premier « qu'une irritation portée sur les nerfs de l'intestin grêle fait contracter le gros intestin ; et qu'une irritation portée sur les nerfs de l'estomac fait contracter l'intestin grêle ». Ces mouvements réflexes ont été étudiés d'une manière très précise par MM. Surmont et Dubus, qui ont démontré, à l'aide de la méthode graphique et des constatations directes de la radiologie, qu'une excitation électrique portée sur le duodénum déterminait la production, au niveau de la première partie du côlon, de mouvements apparaissant de quelques secondes à une minute après l'excitation duodénale. La persistance de cette réaction après section totale du grêle permet d'éliminer entièrement la transmission d'une onde péristaltique d'un bout à l'autre de l'intestin.

2º A côté de ces réflexes nerveux, *d'autres réflexes humoraux*, dus à l'hormone péristaltique de Sulzer, expliquent aussi le mécanisme des excitations gastrocoliques.

On sait, en effet, qu'on a pu démontrer, dans les extraits de muqueuse duodénale, l'existence de produits susceptibles de provoquer des excitations motrices intenses de l'intestin grêle et surtout du gros intestin. L'hormone péristaltique a même été utilisée en thérapeutique, et, si l'on a dû y renoncer en raison de ses dangers, le fait physiologique n'en reste pas moins net d'un réflexe humoral reliant directement le duodénum au côlon terminal.

3º Enfin, on peut imaginer aussi entre l'estomac et l'intestin des *rapports de contiguïté par empreinte gastrocolique* (Carnot et Cambassédès). On sait, en effet, que l'estomac repose normalement sur le côlon transverse et son méso comme sur une sorte de hamac. On conçoit par là même le rôle que peut jouer la charge de l'estomac en aliments pour influencer directement le côlon. L'importance de ce rôle varie d'ailleurs suivant la tonicité même de l'estomac. Dans les cas nombreux où cet organe est allongé et ptosé, l'empreinte gastro-colique devient plus intime et les contractions de l'estomac éveillent mécaniquement, par contact direct, des contractions énergiques de la partie gauche du côlon transverse. Ainsi s'expliquerait facilement, dans certains cas, l'influence du remplissage de l'estomac sur la marche du contenu colique. Il semble donc légitime de faire intervenir ces rapports de contiguïté pour expliquer certains cas de diarrhées prandiales (Carnot).

Le *traitement* des diarrhées réflexes doit être dirigé contre la névralgie ou la névrite qui les provoque, et, par conséquent, doit s'adresser à la cause même de cette névralgie ou de cette névrite. S'il est facile, au moins théoriquement, de supprimer l'usage du tabac, de la morphine ou de la cocaïne, il est plus difficile d'obtenir la guérison des affections utéro-ovariennes et de la lithiase biliaire. Il est même parfois nécessaire de recourir à une intervention chirurgicale pour supprimer par exemple une hernie épigastrique ou des hémorroïdes. On voit par ces quelques exemples combien doit varier, suivant les cas, la thérapeutique des diarrhées réflexes.

BIBLIOGRAPHIE.

BICKEL. — Pathogénie et traitement de la diarrhée nerveuse (Analyse des *Archives des mal. de l'app. digestif*, 1910, n° 9).

CARNOT. — La défécation prandiale. Signification et mécanisme (*Paris médical*, 2 avril 1921).

CASTAIGNE et GY. — Maladies de la nutrition (*in Traité* de Debove, Achard et Castaigne, 1912).

COMBE. — Traitement de l'entérite muco-membraneuse (7° édition, Baillière, 1911).

JEANSELME. — Les fumeurs d'opium (*Société de l'internat*, février 1909).

FARRAR COBB. — Hernie épigastric· · cau   diarrhée (*Annal of Surgery*, janvier 1912).

LINOSSIER. — La diarrhée prandiale ...s .   ires (*Archives des mal. de l'app. digestif*, 1908, p. 125).

MATIGNON. — Les petits signes de l'entéro-colisme (*Gaz. hebd. des sciences médicales*, 1909).

PLA. — Intoxication professionnelle par le tabac (*Languedoc médico-chirurgical*, 1906-1907).

POUGEL. — Diarrhées chroniques réflexes d'origine hémorroïdaire (*Marseille médical*, 1er janvier 1920).

ROUX (J.-CH.). — *Pathologie gastro-intestinale* (3e série), p. 194.

TROUSSEAU. — *Clinique médicale de l'Hôtel-Dieu*, tome III.

LES DIARRHÉES NÉVROPATHIQUES

A côté des diarrhées réflexes qui ont pour origine une irritabilité anormale du système nerveux périphérique, une place doit être réservée aux troubles provoqués par une excitabilité exagérée du système nerveux central. Il est fréquent, en effet, d'observer chez les névropathes des manifestations fonctionnelles intéressant l'appareil digestif. C'est ainsi qu'on a pu décrire des anorexies mentales, des phobies gastriques et des vomissements nerveux. Il existe de même des troubles de l'élimination intestinale : constipation et diarrhée.

MM. Dejerine et Gauckler ont décrit deux types principaux de diarrhées névropathiques : les diarrhées *émotives* et les diarrhées *d'éducation*.

A l'état normal, une forte émotion peut provoquer accidentellement une évacuation impérieuse et liquide. Mais, chez les nerveux, la moindre *émotion* peut amener de la diarrhée.

Ainsi Nothnagel a raconté l'histoire d'un malade qui avait de la diarrhée chaque fois qu'il voyait un petit édicule sur la voie publique. Un autre présentait le même trouble dès qu'on lui parlait de purgation. Un malade de J.-Ch. Roux avait pareillement de la diarrhée chaque fois qu'il prévoyait une impossibilité à évacuer son intestin si le besoin s'en faisait sentir. Par exemple, au théâtre, s'il est au milieu de la série des fauteuils d'orchestre, obligé de déranger dix personnes pour sortir, il aura de la diarrhée, tandis que s'il est au bout de la série tout ira bien. Quand il prend un train, il attend sur le quai et monte le dernier pour être seul dans son compartiment. Tant qu'il est seul il ne craint rien, mais il suffit qu'un voyageur monte dans son compartiment pour qu'il soit troublé jusqu'à la fin du voyage; plus les difficultés de la défécation sont considérables, plus la tendance à la diarrhée est intense.

En dehors de toute espèce d'émotion, la diarrhée peut aussi se produire chez les nerveux par un mécanisme tout différent, sur lequel a insisté Dejerine. Le malade dont il rapporte l'histoire avait eu, à la suite d'une intoxication alimentaire grave, une diarrhée profuse qui l'obligeait à aller à la selle jusqu'à seize et dix-huit fois par jour. L'affection avait été si pénible que, depuis ce temps-là, l'attention du malade était en quelque sorte resté fixée sur l'extrémité inférieure de son tube digestif, et il continuait à avoir des selles molles et fréquentes. Tous les traitements diététiques étaient restés sans résultat ; or, ce malade guérit rapidement par la simple prescription de s'efforcer volontairement à augmenter l'intervalle existant entre ses selles.

Le mécanisme même de la guérison éclaire la pathogénie de cette diarrhée. « Ce malade s'était pour ainsi dire éduqué; il s'était créé chez lui, consécutivement à son affection aiguë, en quelque sorte des épreintes psychiques... ainsi s'était constitué ce qu'on pourrait appeler une diarrhée *d'éducation* » (Dejerine).

Malgré son origine nerveuse, cette diarrhée peut avoir des conséquences sérieuses ; elle amène en effet une absorption insuffisante des substances alimentaires, entraîne ainsi l'amaigrissement et augmente l'état névropathique du malade. Il est donc nécessaire de la traiter.

En ce qui concerne la diarrhée d'éducation, il est évident que ce que l'éducation et l'habitude ont fait, la rééducation pourra le défaire (Dejerine). Il faut donc contraindre ces malades à espacer progressivement leurs présentations à la selle. Avec un peu de patience et de bonne volonté, on arrive d'une façon constante à de bons résultats.

Plus difficile est le traitement des diarrhées émotives. Lorsqu'on se trouve en présence d'un phobique de la diarrhée, il peut suffire de le rassurer et de lui demander de se mettre en état d'indifférence psychique même vis-à-vis de la production possible d'une diarrhée impérieuse. Mais lorsque la moindre émotion provoque la diarrhée, l'action du médecin devient plus incertaine, parce qu'il ne peut pas supprimer ou graduer les émotions.

Parfois une émotion violente a une action des plus salutaires sur la diarrhée. Il en fut ainsi pour l'explorateur dont J.-Ch. Roux a rapporté l'histoire : dans un de ses voyages, il remontait en pirogue le Niger. Le fleuve était encaissé entre des berges assez élevées et lui-même était particulièrement fatigué par une diarrhée qui ne cessait pas depuis plusieurs semaines, malgré un usage régulier de bismuth. Un besoin fréquent l'oblige à vider son intestin; il fait arrêter la pirogue et grimpe sur la berge; mais, avant d'avoir pu s'exonérer, il aperçoit au loin un groupe de cavaliers en embuscade, attendant le passage de ses pirogues pour les attaquer. Il redescend en toute hâte, fait arrêter son convoi, rassemble ses hommes, tombe sur la petite troupe ennemie et la culbute dans le fleuve. Or cette diarrhée subitement arrêtée ne reparut plus; cette violente émotion l'avait supprimée!

De tels faits sont exceptionnels. Dans la plupart des cas, une thérapeutique complexe est nécessaire. Il faut imposer au malade le repos physique et le calme moral; un changement de milieu est parfois indispensable, et une cure à Plombières est particulièrement indiquée. Le régime sera celui de toutes les entérites chroniques compliquées de diarrhée; et l'on essaiera de calmer l'irritabilité intestinale en donnant avant chaque repas quelques gouttes de laudanum.

Le traitement sera toujours complété par la *psychothérapie*; celle-ci doit être dégagée de tout artifice hypnotique. C'est la psychothérapie par persuasion qui consiste à expliquer au malade les raisons précises de son état, à lui faire comprendre la liaison existant entre les émotions diverses et les troubles organiques constatés, à le remettre en confiance vis-à-vis de lui même, à réveiller les différents éléments de sa personnalité capables de devenir le point de départ de l'effort qui lui rendra la maîtrise de lui-même (Dejerine).

Cette rééducation de la volonté et du caractère pourra seule assurer sa guérison définitive.

BIBLIOGRAPHIE.

DEJERINE et GAUCKLER. — Les manifestations fonctionnelles des psychonévroses (Masson, éditeur, 1911).

DUBOIS (de Berne). — Les psychonévroses (Masson, éditeur, 1904).

LÉVY. — Troubles gastro-intestinaux d'origine psycho-nerveuse et leur traitement psycho-rééducateur (*Société de thérapeutique de Paris*, 1920).

MATHIEU et J.-CH. ROUX. — Pathologie gastro-intestinale (3e série); les diarrhées nerveuses.

LES MÉTHODES DE TRAITEMENT

En décrivant les principaux types cliniques de diarrhées, nous avons indiqué, d'une manière aussi précise que possible, les indications thérapeutiques spéciales à chacun d'eux. Cependant nous croyons devoir, sans tomber dans des redites inutiles, présenter un tableau d'ensemble des méthodes de traitement. Ainsi apparaîtront plus nettement aux yeux du lecteur les principes généraux de la médication antidiarrhéique, et il comprendra mieux la nécessité d'instituer, dans tous les cas sérieux, une thérapeutique complexe.

Cette thérapeutique doit s'adresser :

1º A l'hygiène générale du malade ;

2º Au régime alimentaire ;

3º Aux médications antidiarrhéiques ;

4º Enfin aux agents physiques et aux cures hydrominérales.

I. — HYGIÈNE GÉNÉRALE DU MALADE

Un des moyens les plus puissants dont dispose la médecine dans le traitement des affections graves de l'appareil digestif est constitué par le repos absolu. Ce repos ne peut être obtenu que par un séjour prolongé au lit. Il constitue la *cure d'horizontalité* (A. Mathieu).

Cette cure agit de trois manières différentes :

1º *Elle supprime ou tout au moins diminue la fatigue physique.*

Or cette fatigue provoque chez tous les malades, et surtout chez les névropathes, une irritabilité qui se manifeste moralement par de l'énervement, de l'anxiété et des préoccupations, physiquement par de l'insomnie et de la lassitude. Cette irritabilité a nécessairement un retentissement fâcheux sur les fonctions digestives. Si elle ne crée pas la diarrhée, du moins elle contribue à l'entretenir; aussi est-il nécessaire, lorsque la diarrhée se prolonge, de calmer l'irritabilité du système nerveux consécutive à la fatigue physique. La fatigue intellectuelle n'est pas moins nuisible; aussi faut-il toujours assurer au malade, en même temps que le repos physique, le repos intellectuel et moral.

2º *La cure d'horizontalité réduit au minimum les dépenses organiques.*

Or les dyspeptiques en général, et les diarrhéiques en particulier, s'alimentent insuffisamment, digèrent difficilement et assimilent mal. Aucune cause n'agit aussi puissamment que la diarrhée pour provoquer un amaigrissement rapide qui peut atteindre 5 ou 6 kilogrammes en quelques semaines. N'est-il pas naturel, puisque les recettes de l'organisme sont insuffisantes, de réduire au minimum ses dépenses? D'ailleurs cet amaigrissement dangereux en lui-même a des conséquences nuisibles; il entretient l'irritabilité nerveuse, dont nous venons d'indiquer les effets nocifs, et il augmente les ptoses abdominales dont le rôle n'est pas moins important.

3º La *suppression de l'action nocive des ptoses abdominales* constitue la troisième effet favorable de la cure d'horizontalité. Les ptoses agissent d'abord mécaniquement en ralentissant le transit gastro-intestinal ; ce ralentissement provoque de la stase et entraîne des fermentations anormales. Mais, pour produire la diarrhée, les ptoses agissent surtout fonctionnellement, en exerçant des tiraillement sur les filets nerveux contenus dans les organes déplacés. Ces tiraillements sont transmis aux plexus et aux ganglions du grand sympathique et ils sont l'origine de phénomènes douloureux, de spasmes et de contractions des parois de l'intestin qui sont d'autant plus sensibles qu'elles sont chroniquement enflammées.

En résumé, la cure d'horizontalité supprime la fatigue, diminue l'amaigrissement et fait disparaître les douleurs entretenues par les ptoses abdominales. Cette triple action explique ses bons effets dans le traitement des affections digestives. Le médecin a donc l'obligation de l'imposer au malade dans tous les cas de diarrhée qui résistent au régime et au traitement appropriés.

Nous avons déjà signalé l'importance du repos intellectuel et moral ; nous n'y reviendrons pas.

Par contre, nous croyons utile d'insister davantage sur l'importance du *traitement psychothérapique* des diarrhées. Ce serait une erreur de croire que les causes psychiques interviennent seulement chez certains malades, particulièrement nerveux ou émotifs. Elles jouent un rôle important dans la plupart des diarrhées fonctionnelles et même dans beaucoup de colites chroniques.

Pour ne citer qu'un exemple, nous avons vu disparaître pendant la guerre une diarrhée qui avait résisté pendant plusieurs années aux régimes les plus sévères et aux médications les plus variées. Et cependant cette diarrhée était liée à une colite chronique qui s'était développée à la suite d'une intoxication alimentaire chez un malade ne présentant aucun signe apparent de névropathie.

La psychothérapie, que préconisent Dubois (de Berne) et Dejerine, consiste à expliquer au malade les raisons précises des troubles qu'il accuse; à lui faire comprendre qu'il n'est pas une exception et que les symptômes pénibles qui le tourmentent se retrouvent aussi chez d'autres; à lui montrer que sa maladie sera longue, sujette à des périodes bonnes et mauvaises, mais qu'elle est guérissable et guérira d'une manière certaine; ainsi le malade reprendra confiance en lui-même et dans le traitement institué. A mesure que diminuera la phobie de ses troubles intestinaux, on assistera à la reconstitution de sa personnalité et à la rééducation de son caractère. « La guérison sera obtenue quand le malade, remonté moralement et physiquement, ne songera plus à son intestin et n'aura plus aucune raison d'y songer » (Dejerine et Gauckler).

BIBLIOGRAPHIE.

DÉJERINE et GAUCKLER. — Les psychonévroses, 1911.

DUBOIS (de Berne). — Les psychonévroses, 1904.

LÉVY (PAUL-ÉMILE). — Troubles gastro-intestinaux d'origine psycho-nerveuse, et leur traitement psycho-rééducateur (*Soc. de thérapeutique*, 1920).

MATHIEU. — La cure d'horizontalité et l'épreuve du lit (*in Pathologie gastro-intestinale*, 1re série).

ROUX (J.-CH.). — Traitement des diarrhées (*in Pathologie gastro-intestinale*, 3e série).

II. — RÉGIME ALIMENTAIRE

La nécessité d'un régime alimentaire spécial dans le traitement des diarrhées résulte des notions de physiologie pathologique que nous avons exposées dans la première partie de cet ouvrage.

La diarrhée étant constituée par l'évacuation trop rapide de selles trop liquides peut avoir deux origines : l'augmentation des mouvements de l'intestin et l'augmentation de ses sécrétions. Or chacun de ces facteurs obéit à deux causes qui sont l'irritation de la muqueuse intestinale et l'influence nerveuse. Ainsi une cause locale, l'irritation de la muqueuse, se trouve à la base de la plupart des diarrhées chroniques. Elle est parfois liée à une altération profonde de la paroi, mais plus souvent elle est consécutive à l'action nocive exercée par les aliments.

Dans les diarrhées chroniques, comme dans l'entérite chronique, le phénomène caractéristique est ordinairement constitué par l'apparition dans les selles d'une quantité énorme de germes anaérobies qui sont des agents de putréfaction (Combe). Cette modification de la flore intestinale normale peut être due à l'infection directe du tube digestif par les germes protéolytiques ou s'effectuer spontanément dans la cavité intestinale elle-même sous l'influence des aliments qui y sont contenus.

De ces considérations générales résultent quelques déductions pratiques concernant le régime alimentaire.

1º Il est nécessaire d'éviter les aliments crus qui sont souillés par d'innombrables microbes de toute provenance. Cette prescription concerne les légumes et les fruits crus, l'eau (si l'on n'est pas certain de la pureté de de la source) et elle doit être étendue à la viande qui ne sera consommée que suffisamment cuite. Il faudra rejeter d'emblée toute viande suspecte ou faisandée, ainsi que tout poisson facilement fermentescible.

2º L'alimentation ne doit pas être trop azotée, parce que la viande et les œufs pris en excès augmentent l'alcalinité du milieu intestinal et favorisent puissamment le développement des microbes de la putréfaction.

3º Lorsque la diarrhée ou l'entérite sont constituées, il faut arriver à désinfecter l'intestin en changeant complètement, par le régime alimentaire, le milieu de culture dans lequel vivent les microbes intestinaux.

Pour cela, il faut diminuer, dans le régime, les aliments putrescibles et augmenter les aliments antiputrides (Combe).

Les aliments putrescibles sont les aliments azotés et les aliments gras. Les aliments azotés peuvent être d'origine animale (viande, œufs) ou d'origine végétale (légumineuses). Les substances grasses proviennent de même de la viande et des œufs, mais le lait en renferme aussi une proportion importante.

Le *lait* mérite une mention spéciale, non seulement à cause de sa composition qui en fait le type des aliments complets, mais aussi à cause des controverses passionnées auxquelles a donné lieu sa prescription fréquente dans le traitement des entérites chroniques.

Malgré sa richesse en caséine et en graisse, le lait est classé par Combe parmi les aliments antiputrides. Il doit cette propriété à la lactose qu'il contient et que les bacilles saccharolytes de l'intestin grêle décomposent en acides succinique et lactique. Ce sont ces acides qui empêcheraient les bacilles protéolytiques du gros intestin de putréfier, non seulement la caséine du lait, mais encore l'albumine des aliments azotés qui se trouvent dans leur voisinage immédiat.

En pratique, Combe est obligé de reconnaître que le lait et les aliments lactés sont mal supportés dans les entérites et il en donne plusieurs motifs :

1º Le lait contient en forte proportion une substance azotée pouvant devenir la proie des bacilles protéolytiques.

2º La substance antiputride du lait, la lactose, est rapidement absorbée dans le trajet intestinal ; dès sa disparition, la substance putrescible, la caséine, devient la proie des germes protéolytiques.

3º Le lait est un excellent milieu de culture pour les germes de la putréfaction.

Aussi, dans toutes les entérites, qu'elles soient aiguës ou chroniques, la diète lactée est absolument contre-indiquée.

Mais si, de l'avis même de Combe, le lait nature est mal supporté, il en est tout autrement, prétend-il, des aliments lactés combinés aux aliments farineux, qui constituent l'alimentation antiputride par excellence, seule capable de modifier favorablement le milieu de culture intestinal.

En définitive, le régime préconisé par Combe est caractérisé par les éléments suivants :

a. Interdiction absolue de certains aliments azotés, tels que le bouillon, le jus de viande et le lait nature.

b. Diminution générale de tous les aliments azotés. Choisir parmi ceux-ci, de préférence, les œufs comme étant moins putrescibles que la viande.

c. Suppression des graisses de viande; prendre du beurre frais et des crèmes.

d. Introduction dans le régime d'une proportion aussi

considérable que possible de farineux qui seront mélangés au lait, de manière à constituer le régime lacto-farineux.

Dans tous les cas d'auto-intoxication intestinale, le régime lacto-farineux sera prescrit au début; on y ajoutera ensuite des œufs, plus tard de la viande, enfin longtemps après des légumineuses.

Ces principes ont été admis en France pendant longtemps sans discussion, probablement à cause de leur origine étrangère. Depuis plusieurs années cependant, ils ont subi une série de modifications basées sur les observations concordantes des cliniciens.

Ceux-ci ont constaté, en effet, que le lait était mal supporté dans tous les cas d'entérite chronique, même lorsqu'il était mélangé aux farineux; il provoque souvent des douleurs violentes et augmente la diarrhée; aussi est-il actuellement de règle de ne pas permettre le lait et les aliments lactés aux entéropathes. Une exception doit être faite cependant pour les malades atteints de diarrhée chronique des pays chauds ou de dysenterie, en particulier de dysenterie amibienne, malgré la chronicité de son évolution.

Les œufs sont proscrits en même temps que le lait et pour le même motif. Par contre, les purées de légumineuses sont ordinairement bien tolérées par les malades et doivent entrer dans la composition de leur régime journalier. La viande pourra être autorisée de même, dès que la diarrhée commencera à diminuer; mais on devra supprimer encore pendant longtemps le lait et les œufs. Un tel régime peut être synthétisé dans la formule suivante : « alimentation végétarienne, avec suppression absolue du lait et des œufs, et suppression temporaire de la viande et du poisson ».

Voici comment, dans la pratique, ce régime est prescrit par J.-Ch. Roux :

Le matin. — Un potage préparé à l'eau ou un bouillon de légumes (avec de la crème d'orge, de tapioca ou de riz).

Ou bien des biscottes, des confitures en gelée (myrtilles et coings de préférence) et du beurre frais.

A midi. — 1. Un potage comme le matin.

2. Un plat de farineux, soit des pâtes cuites à l'eau et additionnées d'un peu de beurre frais, soit du riz cuit à l'eau, soit des pommes de terre cuites à l'eau ou en purée (sans lait) ; soit (à la période d'amélioration) une purée de légumineuses (pois, lentilles, haricots) préparées à l'eau avec un peu de beurre frais au moment de servir.

3. Un plat de légumes verts, cuits et passés (à moins d'une diarrhée trop intense).

Comme dessert. — Au début, des confitures en gelée ; plus tard, un gâteau de riz ou de semoule, ou un fromage blanc (petit suisse).

A 4 heures. — Des biscottes, des confitures et du beurre.

Le soir. — Comme à midi.

Ce régime type convient à la plupart des cas de diarrhées chroniques, et en particulier à celles très nombreuses qui sont provoquées par les putréfactions excessives des substances albuminoïdes.

Nous ne croyons pas qu'il puisse provoquer ces troubles spéciaux sur lesquels des recherches récentes ont attiré l'attention. Nous voulons parler des désordres provoqués par une alimentation trop exclusive ou trop prolongée aux farineux et aux pâtes hautement blutées ou stérilisées. Il suffit, en effet, pour les éviter, d'ajouter à l'alimentation quelques substances ferments, renfermant des *vitamines*, c'est-à-dire soit des graines ayant conservé leur cuticule, soit une partie du jus de cuisson des légumes.

Beaucoup plus rares sont les diarrhées causées par une fermentation anormale des substances hydrocarbonées. Nous leur avons déjà consacré un chapitre spécial ; l'examen coprologique permet de les dépister et de prescrire le régime qui leur convient.

De même, en étudiant les divers types de diarrhées fonctionnelles, nous avons indiqué les principes qui doivent présider à l'établissement du régime, suivant que l'insuffisance sécrétoire intéresse l'estomac, le foie ou le pancréas.

Nous devons signaler enfin que, dans les diarrhées d'origine nerveuse, le régime ne joue pas un rôle aussi important. Dans ces cas, il faut éliminer surtout les substances qui augmentent le péristaltisme intestinal, c'est-à-dire tous les aliments riches en cellulose. Le régime qui convient est assez analogue à celui que nous avons indiqué pour les diarrhées de fermentation.

Nous ne saurions mieux résumer ce chapitre, destiné à montrer le rôle essentiel joué par la diététique dans le traitement des diarrhées, qu'en rappelant la formule si heureuse de Celse : « Le meilleur médicament est la nourriture prise à propos ».

Le régime alimentaire constitue la base de la thérapeutique des affections digestives. Il suffit, dans la majorité des cas à rétablir un fonctionnement gastro-intestinal régulier. Cependant, il est souvent utile de compléter le traitement par une médication appropriée.

BIBLIOGRAPHIE.

BENSAUDE. — Le traitement diététique de l'entérite chronique (*Gaz. des hôp.*, nos 33 et 34, avril 1921).
COMBE. — Traitement de l'entérite muco-membraneuse (Baillière, éditeur, 1911).
GAUTIER (ARMAND). — L'alimentation et les régimes (Masson, éditeur, 1904).
LABBÉ. — Les régimes alimentaires (Baillière, éditeur, 1910).
LAMBLING. — Précis de biochimie (Masson, éditeur, 1911).
MATHIEU et ROUX. — L'inanition chez les dyspeptiques et les nerveux (Masson, éditeur). — Pathologie gastro-intestinale (4e série), 1913.
ROUX. — Le régime des entéropathes (*Paris médical*, 1919).
WEILL et MOURIQUAND. — Les régimes carencés des dyspeptiques (*Journal médical français*, avril 1920).

III. — LES MÉDICATIONS ANTIDIARRHÉIQUES

La diarrhée est un phénomène complexe qui relève ordinairement de plusieurs causes. Pour la combattre, il est donc nécessaire d'agir simultanément sur ses divers facteurs pathogéniques et par conséquent d'employer une thérapeutique assez compliquée.

Cette thérapeutique doit avoir pour but :

1º De modérer le péristaltisme intestinal (médication calmante) ;

2º De supprimer les agents irritants pour la muqueuse (médication antiseptique) ;

3º De combattre les insuffisances digestives (médication opothérapique) ;

4º D'atténuer les troubles accessoires : douleurs, ballonnements (médication symptomatique) ;

5º Enfin, dans quelques cas exceptionnels, la thérapeutique peut être dirigée contre la cause même de la diarrhée (médication spécifique).

I. — Médication calmante.

L'*opium* a une action très marquée sur le péristaltisme de tout l'appareil digestif. Il détermine d'abord un spasme du pylore et ce ralentissement de l'évacuation gastrique a certainement une action favorable sur la diarrhée ; mais en même temps il agit sur l'intestin grêle et le gros intestin dont il modère ou supprime les contractions.

Un des meilleurs moyens pour administrer l'opium est de le donner par petites doses avant le repas. Introduit dans l'estomac vide, il est rapidement absorbé et son action est immédiatement ressentie. Il suffit dans ces conditions de donner, dans un peu d'eau avant le repas, V gouttes de laudanum pour avoir une action immédiate.

L'action de l'opium est surtout manifeste dans les diarrhées prandiales, les diarrhées émotives et nerveuses ; cependant elle est aussi utile dans les cas où il existe des fermentations ou des putréfactions exagérées ; il est alors nécessaire de prescrire l'opium à doses très faibles, afin de ne pas empêcher l'évacuation des substances irritant la muqueuse intestinale.

Les *sels de bismuth* peuvent aussi modérer le péristaltisme intestinal, mais ils ont en outre une action antiseptique à laquelle ils ajoutent la propriété de fixer l'hydrogène sulfuré, substance très irritante pour la muqueuse. Cette triple action explique les bons résultats obtenus en particulier par le salicylate de bismuth, employé à la dose de 2 à 3 grammes par jour, réparti en petites doses prises avant chaque repas, afin que le sel de bismuth se répande sur tout l'intestin.

II. — Médication antiseptique.

Pour combattre les putréfactions intestinales, trois procédés doivent être employés.

Il faut d'abord diminuer les substances putrescibles. Et comme les bactéries de la putréfaction se développent surtout aux dépens des albumines animales, il est nécessaire de prescrire le régime végétarien. En même temps, il convient de diminuer dans la mesure du possible les albumines sécrétées par la muqueuse intestinale, qui offrent un milieu très riche en substances putrescibles. Toute thérapeutique qui atténue ces sécrétions diminue par ce fait les putréfactions. Malheureusement, jusqu'à ces dernières années, nous ne connaissions guère qu'une substance qui parût douée de la propriété de diminuer les sécrétions de l'intestin. C'est le tanin. Et comme cette substance est fortement irritante pour l'estomac, il est nécessaire de la prescrire sous forme de combinaisons qui traversent intactes l'estomac et ne se dédoublent que dans l'intestin. La préparation la plus employée est le *tannigène* qui se prescrit en cachets de 50 centigrammes pris immédiatement avant le repas, à la dose de 2 à 3 grammes par jour. On peut avoir recours aussi aux décoctions de plantes riches en tanin : racines de bistorte ou de fraisier sauvage.

Actuellement, il semble préférable de prescrire l'*oxyde de zinc* dont l'action favorable a été établie par une série de recherches expérimentales et cliniques dues à H. Dejust, Mlle Dejust, Deflol et J. Durand. L'oxyde de zinc agit en précipitant la mucine et les nucléo-albumines, qui existent en abondance dans les liquides d'hypersécrétion intestinale ; le précipité obtenu est insoluble, imputrescible et désormais sans action nocive sur l'évolution de l'entérite. Cette précipitation se fait aussi bien en milieu acide qu'en milieu alcalin ; elle s'opère donc également dans les liquides de diarrhée fermentative et dans les liquides de diarrhée putride.

L'oxyde de zinc, étant insoluble dans l'eau, mais soluble dans les acides, doit être enrobé dans une substance inattaquable par le suc gastrique. On le prescrit habituellement sous formes de pilules glutinisées ou kératinisées de 0^gr,20 chacune. Le nombre des pilules doit varier de 6 à 12, suivant la gravité de la diarrhée.

Le second procédé consiste à augmenter les substances fermentescibles, qui tendent à favoriser une flore antagoniste de la flore protéolytique. C'est encore le régime végétarien qui réalise le mieux cette indication.

Enfin, on doit combattre directement l'activité microbienne par les *antiseptiques*. La désinfection peut être chimique ou biologique.

Les meilleurs *antiseptiques chimiques* semblent être les dérivés de l'acide salicylique et en particulier le salicylate de bismuth, qui est spécialement indiqué dans les diarrhées parce qu'il unit aux propriétés antiseptiques de l'acide salicylique les propriétés calmantes des sels de bismuth.

La *désinfection biologique* est réalisée par les *ferments lactiques*, qui agissent par l'acide lactique qu'ils produisent à l'état naissant. Ils se prescrivent sous la forme de lait aigri ou kéfir, de cultures et de comprimés. Leur action favorable est indiscutable, mais elle semble avoir été un peu exagérée. On peut l'augmenter en faisant prendre en même temps au malade une certaine quantité de lactose destinée à constituer un milieu favorable au développement des ferments lactiques.

Les ferments lactiques peuvent être remplacés par la *limonade lactique*, préconisée par Hayem qui recommande la formule suivante :

    Acide lactique....................... 10 grammes.
    Sirop de sucre....................... 200   —
    Eau 800   —

Cette limonade doit être prise dans l'intervalle des repas par demi-verre à la fois, en un ou deux jours, suivant l'intensité de la diarrhée.

III. — Médication opothérapique.

L'examen coprologique, en révélant d'une manière certaine les insuffisances digestives, permet de prescrire avec succès la médication opothérapique.

En étudiant les divers types cliniques de diarrhée, nous avons indiqué le mode d'emploi de ces précieux agents thérapeutiques. Il suffira donc de rappeler ici les excellents résultats obtenus dans les *diarrhées d'origine gastrique* par les solutions d'acide chlorhydrique, et par les sucs gastriques naturels (gastérine et dyspeptine).

L'*insuffisance pancréatique* est souvent combattue avec succès par les ferments pancréatiques (capsules kératinisées de pancréatine, ou pancréato-kinase) et l'*insuffisance biliaire* par les préparations de bile, auxquelles il est utile d'ajouter du carbonate de chaux, destiné à saturer les acides gras en excès.

Enfin, l'*insuffisance de la digestion de l'amidon*, surtout reconnaissable à l'excès des fermentations intestinales, semble être améliorée par les diastases extrêmement actives qu'on trouve dans le commerce.

IV. La médication **symptomatique** est indiquée pour lutter contre l'intensité des douleurs (codéine, belladone), contre les fermentations anormales (carbonate de chaux, poudre d'anis), enfin contre les troubles multiples qui compliquent souvent les diarrhées chroniques. Lorsque celles-ci sont liées à des lésions de la partie inférieure de l'intestin, il y a souvent intérêt à remplacer l'absorption buccale des médicaments par l'application directe sous le contrôle du *rectoscope*. Cette méthode de thérapeutique est exposée en détail au chapitre consacré à l'étude des recto-colites graves.

V. — Médication spécifique.

Elle doit être mise en œuvre toutes les fois où elle est possible, parce qu'elle donne ordinairement des résultats certains et rapides. C'est ainsi qu'agissent l'émétine et l'arsénobenzol dans les accidents dysentériques, le thymol et la santonine dans les diarrhées parasitaires.

Dans ces dernières années, on a essayé de même le

traitement spécifique de certaines entérites chroniques graves. Cette méthode thérapeutique repose sur l'étude préalable de la flore intestinale pathogène. On essaie d'obtenir des cultures pures des principaux microbes pathogènes et avec ces cultures on prépare des *vaccins*, qu'on peut ensuite injecter au malade. Des résultats encourageants ont été obtenus récemment par MM. Berthelot et Bertrand à l'aide d'un vaccin mixte préparé avec des cultures atténuées de *B. aminophilus* et de *B. proteus*. Cette méthode semble être appelée à un grand avenir.

BIBLIOGRAPHIE.

BERTHELOT. — Traitement des entérites par les vaccins (*Presse médicale*, 19 avril et 6 août 1917).

COMBE. — L'auto-intoxication intestinale (Baillière, éditeur).

DEJUST-DEFIOL (Mlle). — Sur un nouveau traitement des diarrhées, par l'oxyde de zinc (*Société de thérapeutique*, 7 juillet 1915).

DURAND (G.) et H. DEJUST. — L'oxyde de zinc dans le traitement des diarrhées et des colites muqueuses (*Soc. de thérapeutique*, 4 janvier 1920).

HAYEM. — De l'emploi de l'acide lactique dans le traitement de la diarrhée (*Soc. méd. des hôp.*, 13 janvier 1888 et 27 juin 1890).

GOIFFON. — Opothérapie gastrique et psychothérapie (Thèse de Paris, 1908).

MATHIEU et J.-CH. ROUX. — Pathologie gastro-intestinale (4e série) : les grandes médications.

SOUPAULT et FRANÇOIS. — Traitement de la diarrhée chronique par l'acide chlorhydrique (*Bull. Société thérapeutique*, 12 mars 1902).

IV. — TÉRAPEUTIQUE
PAR LES AGENTS PHYSIQUES
ET CURES HYDROMINÉRALES

L'usage des moyens physiques permet souvent d'obtenir une amélioration dans des cas que la thérapeutique médicamenteuse n'avait pas réussi à guérir. De nos jours, il y a tendance d'ailleurs à faire de plus en plus large la part de la physiothérapie.

Nous avons déjà signalé les heureux résultats obtenus par le décubitus dorsal et la cure d'horizontalité.

La *chaleur* a une action analogue; elle calme les douleurs et diminue le péristaltisme intestinal. L'usage de compresses chaudes est donc indiqué dans la plupart des cas de diarrhées chroniques.

Les *bains de lumière* appliqués sur l'abdomen ont aussi une action très salutaire, explicable en partie par leur température élevée.

L'*électricité* peut être aussi employée comme sédatif du système nerveux et comme modérateur du péristaltisme intestinal. La première indication est réalisée surtout par le bain statique et la deuxième soit par la faradisation, soit par la galvano-faradisation, suivant la technique de Laquerrière et Delherm. Ces méthodes ont donné quelques succès, mais il serait imprudent de leur demander une guérison complète et définitive sans le secours d'un régime sévère, adapté à la cause de la diarrhée.

Les *cures hydrominérales* jouissent d'une faveur plus justifiée. Deux stations principales réclament les malades atteints de troubles intestinaux. Ce sont Plombières et Châtelguyon. Il est classique de prétendre que Plombières convient aux spasmodiques et Châtelguyon aux atoniques. Cette formule est trop exclusive. Les eaux de *Châtelguyon* ne jouissent pas seulement d'une action laxative qui semble due au chlorure de magnésium qu'elles renferment. Leur action principale est la tonification qu'elles exercent sur l'état général et le système nerveux d'une part, sur le tube digestif de l'autre. Elles renferment des substances qui possèdent une action modificatrice sur la muqueuse de l'intestin (A. Mathieu). Ainsi s'expliquent les résultats favorables obtenus dans certaines variétés de diarrhées chroniques, en particulier les colites muqueuses et les diarrhées des pays chauds.

Les eaux de *Plombières* sont essentiellement sédatives par leur température élevée, leur faible minéralisation et leurs propriétés radioactives. Elles calment les phénomènes douloureux, combattent les phénomènes inflammatoires et modèrent le péristaltisme intestinal. Il n'est donc pas surprenant de voir s'améliorer à Plombières les diarrhées nerveuses, c'est-à-dire celles qui s'accompagnent de douleurs violentes et de contractions exagérées de l'intestin.

Cependant une réserve s'impose. Il ne faut pas demander aux cures thermales seules la guérison d'un trouble aussi tenace qu'une diarrhée chronique. A. Mathieu faisait remarquer avec raison que les cas améliorés sont surtout des fausses diarrhées ; et il conseillait de n'envoyer les malades atteints de diarrhées vraies faire une cure thermale qu'après les avoir soignés quelque temps et avoir obtenu une amélioration de la diarrhée. Il terminait son étude sur le traitement thermal des affections de l'appareil digestif par ces réflexions judicieuses : « Il faut se garder, dans les stations hydrominérales, d'appliquer aux malades des traitements tout faits et déterminés d'avance ; il faut s'efforcer, au contraire, de les adapter à chaque cas particulier. Pas de confection, des traitements sur mesure ».

Ce conseil peut être appliqué à l'ensemble des moyens thérapeutiques destinés à combattre les diarrhées chroniques. Le traitement doit varier suivant la nature de la diarrhée. Une bonne thérapeutique suppose donc au préalable un bon diagnostic.

BIBLIOGRAPHIE.

AUBOURG et LEBON. — L'électrisation directe de l'estomac et de l'intestin (*Archives d'électricité médicale*, 10 septembre 1911).

DELHERM. — Le traitement par l'électricité de la constipation habituelle et de la colite muco-membraneuse (Thèse de Paris, 1903).

ESMONET. — Comment une même eau peut agir sur le spasme et sur l'atonie (*Archives générales de médecine*, 1906).

JOUAUST. — Les traitements des entérites (Baillière, éditeur, 1906).

LINOSSIER. — Traitement des dyspepsies par les eaux minérales (*in Maladies de l'estomac* de Soupault, 1906).

MATHIEU. — Indications des eaux minérales dans les maladies de l'appareil digestif (*Paris médical*, 6 avril 1912).

MATHIEU et J.-CH. ROUX. — Pathologie gastro-intestinale (3ᵉ série) : les grandes médications.

TABLE DES MATIÈRES

TROISIÈME PARTIE

LES MÉTHODES DE TRAITEMENT

PLAN DU FASCICULE I

G.-H. ROGER. *Notions générales sur les Infections.*
A. SACQUÉPÉE. *Les Septicémies.*
G.-H. ROGER. *Les Streptococcies.*
P. MENETRIER et H. STÉVENIN. *Pneumococcie.*
P. MENETRIER et H. STÉVENIN. *Pneumonie.*
M. MACAIGNE. *Staphylococcie. Entérococcie. Psittacose. Infections à Tétragènes; à Cocco-bacilles, à Diplobacilles, à Protéus.*
A. VEILLON. *Infections putrides et gangreneuses.*
Ch. DOPTER. *Méningococcie.*
M. HUDELO. *Gonococcie.*

FASCICULE III

F. WIDAL, A. LEMIERRE et P. ABRAMI. *Fièvres typhoïde et paratyphoïdes.*
F. WIDAL et A. LEMIERRE. *Colibacillose.*
CH. DOPTER. *Dysenteries.*
M.-A. RUFFER et MILTON CRENDIROPOULO. *Choléra.*
SACQUÉPÉE. *Botulisme. Fièvre de Malte.*
R.-P. STRONG. *Fièvres des tranchées.*
P. MENETRIER et H. STÉVENIN. *Grippe.*
E. SACQUÉPÉE et GARCIN. *Peste.*
AZEVEDO SODRÉ. *Fièvre jaune.*

FASCICULE IV

Ch. DOPTER. *Maladie de Heine-Medin.*
MAY. *Encéphalite léthargique.*
FERRÉ. *Rage.*
H. ROGER. *Tuberculose en général.*
P. COURMONT. *Septicémies tuberculeuses.*
H. ROGER. *Pseudo-Tuberculoses bacillaires.*
P. COURMONT et A. DUFOURT. *Morve.*
PERRIN. *Lèpre.*
GUIART. *Verruga.*

LAEDERICH. *Actinomycose. Aspergillose.*
LANGERON. *Oosporoses. Mycétomes. Sporothrichoses. Blasto-
mycoses.*
BRUMPT. *Spirochétoses en général.*
NICOLAS. *Syphilis.*

FASCICULE VI

H. ROGER. *Intoxications en général.*
PINARD. *Saturnisme. Intoxications par le cuivre, l'étain, le
zinc.*
BALTHAZARD. *Phosphorisme. Arsenicisme. Hydrargyrisme.
Intoxications par l'oxyde de carbone, le gaz d'éclairage, l'hydro-
gène sulfuré, le sulfate de carbone, les hydrocarbures.*
CLERC et L. RAMOND. *Intoxications par les gaz de guerre.*
TRIBOULET et MIGNOT. *Alcoolisme.*
RÉNON. *Caféisme et théisme.*
DUPRÉ et J.-B. LOGRE. *Intoxications par l'opium et ses dérivés,
la cocaïne, le chanvre indien, l'éther.*
RÉNON. *Tabagisme.*
THIBAUT. *Intoxications diverses.*
SACQUÉPÉE. *Intoxications alimentaires.*
LANGERON. *Intoxications par les champignons.*
RÉNON. *Intoxications par le Kawa.*
GARNIER. *Intoxications par l'acide picrique.*

FASCICULE VII

G.-H. ROGER. *Vitamines et Avitaminoses.*
E.-P. BENOIT. *Scorbut.*
G. ARAOZ ALFARO. *Scorbut infantile.*
ALDO PERRONCITO. *La Pellagre.*
E. SACQUÉPÉE. *Béribéri.*
A. CALMETTE. *L'Intoxication par les venins; la sérothérapie.*
PH. PAGNIEZ. *Maladies déterminées par l'Anaphylaxie.*
PAUL COURMONT. *Maladie Sérique.*
J.-P. LANGLOIS et LÉON BINET. *Maladies par agents physiques.*
PAUL LE GENDRE. *Troubles et maladies de la nutrition.*

MASSON ET C⁰ⁱ, ÉDITEURS

M. DIDE et P. GUIRAUD
Médecins de l'Assistance d'aliénés de Braqueville.

Psychiatrie
du
Médecin praticien

DE LA « COLLECTION DU MÉDECIN PRATICIEN »

1 volume de 416 pages in-8°, avec 8 planches hors texte. . **20 fr. net**

CETTE psychiatrie sera lue par les psychiâtres en raison de la personnalité des auteurs. Elle ne leur est cependant pas destinée : c'est, comme les premiers volumes de la même collection, un livre qui s'adresse au médecin praticien *non-spécialiste*.

Mais en matière de médecine mentale, le fait d'écrire pour des non-initiés se présentait autrement que pour les autres branches spécialisées de la médecine ; la part de la description clinique devait être plus grande et en même temps il fallait un effort important pour objectiver *l'exposé* des doctrines. Nous croyons cependant que l'ambition des auteurs a été réalisée : prendre *d'après nature* des croquis cliniques assez bien choisis pour servir de type ; établir entre eux de larges catégories aussi homogènes que possible, permettant au praticien de procéder du complexe au simple, déterminer pour chacune de ces formes les bases organiques ou mentales d'où le trouble est issu et sur lesquelles il faudra agir ; enfin, et surtout, dire au médecin ce que *pratiquement* il devra faire dans chaque cas précis.

MASSON ET C⁽ⁱᵉ⁾, ÉDITEURS

Georges GÉRARD
Agrégé des Facultés de Médecine.
Professeur d'Anatomie à l'Université de Lille.

Manuel
d'Anatomie Humaine

DEUXIÈME ÉDITION

1 *vol. in-8 de 1275 pages, avec 1025 figures en noir et en couleurs et 4 planches en couleurs* . . . . **75 fr. net**

Cᴇ manuel destiné principalement aux étudiants en médecine est publié, comme dans la première édition, *en un seul volume* et résume toute l'Anatomie du corps humain suffisante et nécessaire. Dans ce but, à côté de la description du cadavre, l'Auteur s'est attaché dans tous les points où ils pouvaient éclaircir l'anatomie du vivant à recourir aux documents de la clinique tant spéciale que générale, en risquant quelques aperçus pratiques en relation avec elle.

La précision du texte, sa concision, en même temps que sa clarté permettent aux étudiants de revoir rapidement une question et de trouver sans perte de temps un détail, un rapport anatomique.

Dans cette Deuxième Édition l'Auteur a conservé intégralement le plan général de la première, plan qui avait été pour une grande partie dans le succès de l'ouvrage, mais différentes parties ont été retouchées dans leurs plus minutieux détails au double point de vue du texte et de l'illustration.

L. LANDOUZY   Léon BERNARD

Éléments d'Anatomie
et de Physiologie Médicales

DEUXIÈME ÉDITION PUBLIÉE SOUS LA DIRECTION DE

Léon BERNARD
Professeur à la Faculté de Médecine de l'Université de Paris.

PAR MM.

LÉON BERNARD, GOUGEROT,
HALBRON, S. I. DE JONG, LAEDERICH, LORTAT-JACOB,
SALOMON, SÉZARY, VITRY

1 vol. de 867 pages avec 337 fig. et 4 pl. en couleurs.   **50 fr. net**

Jusqu'à l'apparition des *Éléments d'Anatomie* et de *Physiologie médicales* en 1913, l'*Anatomie médicale* n'avait jamais été traitée dans un ouvrage spécial. Ce livre répondait à un tel besoin qu'en pleine guerre, dès 1915, il était épuisé.

Ces éléments d'Anatomie et de Physiologie médicales rassemblent pour l'étudiant des données éparses dans les ouvrages traitant de diverses branches des sciences médicales. Ils réunissent suivant une méthode clinique dans un enseignement particulier toutes les notions fondamentales d'Anatomie et de Physiologie susceptibles, par leur application immédiate à la pathologie, d'éclairer le médecin sur le mécanisme des troubles fonctionnels comme sur les symptômes qui les révèlent.

Bien que depuis quelques années on n'ait eu à enregistrer d'importantes notions nouvelles d'anatomie et de physiologie, cette nouvelle édition entièrement revue a subi plusieurs modifications.

R. LUTEMBACHER

Les nouvelles Méthodes
d'Examen du Cœur

en Clinique

1 *vol. de* 186 *pages, avec* 138 *figures originales.* .   **20 fr. net**

Les méthodes graphiques et la radioscopie sont le complément indispensable de l'examen clinique dans l'étude des cardiopathies. Ce sont des méthodes *d'exploration fonctionnelle.*

Dans la première partie du livre sont réunis 75 tracés originaux, chacun d'eux est progressivement déchiffré avec le lecteur, qui apprend ainsi à *identifier* chaque type d'arythmie. Ensuite sont décrites les *épreuves* nécessaires pour préciser leur nature.

La deuxième partie est réservée à l'interprétation des schémas radioscopiques. En regard de chacun d'eux se trouve la photographie des pièces anatomiques auxquelles elles correspondent.

Prof. VIGGO CHRISTIANSEN
Médecin de l'Hôpital Royal de Danemark.
Correspondant de la Société de Neurologie.

Les Tumeurs du Cerveau

Préface du professeur Pierre MARIE

1 *vol. de* 353 *pages avec* 100 *figures.* . . . . **25 fr. net**

Nous ne possédions jusqu'à ce jour en France aucun livre récent sur les Tumeurs cérébrales qui puisse donner de cette question de pathologie nerveuse une idée nette et exacte. On trouvera dans cet ouvrage la question du diagnostic précoce et celle de la justification d'une intervention chirurgicale.

══ MASSON ET C⁰, ÉDITEURS ══

Eugène TERRIEN

Ancien chef de clinique infantile
de la Faculté à l'hôpital des Enfants-Malades.

Précis d'alimentation
des nourrissons

QUATRIÈME ÉDITION REVUE ET AUGMENTÉE

1 vol. in-8 de 309 pages.............. **12 fr. net**

Précis d'alimentation
des jeunes enfants

du sevrage à 10 ans

1 vol. in-8 de 465 pages............... **14 fr. net**

C'EST *une prophylaxie générale infantile* en même temps qu'un guide de l'alimentation normale et pathologique que forment les deux volumes publiés simultanément par le Docteur Terrien.

Ces livres ont été écrits pour permettre *au Médecin* de guider les mères dans leur délicate tâche quotidienne et, au besoin, pourront, avec les indications nécessaires, être mis entre leurs mains. Les volumes comprennent deux parties : la première consacrée à l'alimentation de l'enfant bien portant, et contenant, en quelques formules faciles à retenir, les règles d'un bon régime ; la deuxième concernant l'alimentation de l'enfant malade, et dans laquelle on trouvera surtout l'exposé des régimes qu'il convient d'instituer dans chaque cas particulier.

P. NOBÉCOURT
Professeur agrégé à la Faculté de Médecine de Paris.
Médecin des Hôpitaux.

Conférences pratiques
sur l'alimentation
des Nourrissons

1 *volume de 318 pages. — 3ᵉ édition remaniée*. . . **18 fr. net**

Dans cet ouvrage, le Dr Nobécourt a résumé quelques-unes de ses conférences à la Clinique des Enfants Malades. On y trouvera exposé d'une façon simple et précise toutes les notions qu'un médecin doit posséder s'il veut diriger judicieusement l'élevage de ses nourrissons.

Les précédentes éditions de ce livre n'ont pas seulement eu la faveur des étudiants français, mais aussi celle des étrangers qui en ont fait plusieurs traductions.

Mlle CHAPTAL
Directrice de la Maison-école des infirmières privées.

Le Livre
de l'Infirmière

Traduction de l'ouvrage anglais de Miss OXFORD
2ᵉ édition corrigée et très augmentée.

1 *volume de 348 pages*. . . . . **10 fr. net**

Conçu pour l'usage des Écoles d'Infirmières, assez clair pour être mis aux mains des débutantes, ce livre contient l'essentiel de ce que doit savoir et retenir une praticienne du soin des malades au long de sa vie professionnelle (*maladies sociales, hygiène sociale, études des lois d'assistance récentes*).

Précis de
Technique Opératoire

PAR LES PROSECTEURS DE LA FACULTÉ DE MÉDECINE DE PARIS

Pratique courante et Chirurgie d'urgence, par V. VEAU. 6ᵉ édit.,
331 *fig.* — *Broché 6 fr. Cartonné 7 fr. 50*

Tête et cou, par CH. LENORMANT. 5ᵉ *édition*, 247 *fig.* — *Br. 6 fr.*
Cartonné 7 fr. 50

Thorax et membre supérieur, par A. SCHWARTZ. 4ᵉ *édition*,
199 *fig.* — *Broché 6 fr. Cartonné 7 fr. 50*

Abdomen, par M. GUIBÉ. 5ᵉ *édition*, 242 *fig.* — *Br. 10 fr.*
Cartonné 12 fr. 50

Appareil urinaire et appareil génit. de l'homme, par P. DUVAL.
5ᵉ *édit.*, 234 *fig.* — *Broché 6 fr. Cartonné 7 fr. 50*

NOUVELLE SÉRIE

Appareil génital de la femme, par R. PROUST. 5ᵉ *édition*,
revisée par le Dʳ CHARRIER, prosecteur à la Faculté de Médecine
de Paris. — *Broché 10 fr. Cartonné 12 fr.*

Membre inférieur, par GEORGES LABEY et LEVEUF, 5ᵉ *édition*
entièrement refondue. (*pour paraître en mars 1922.*)

Th. TUFFIER
Professeur agrégé
à la Faculté de Médecine de Paris.

P. DESFOSSES
Chirurgien
de l'hôpital Britannique à Paris.

Petite Chirurgie pratique

*6ᵉ édition revue et augmentée. 1 vol. de 732 pages avec 425 figures
dans le texte* . . . . **32 fr. net**

V. WALLICH
Professeur agrégé à la Faculté de Paris.

Eléments d'Obstétrique

4ᵉ édition refondue, 1 volume de 709 pages avec 180 figures dans le texte. . . . . **26 fr. net**

A. RIBEMONT-DESSAIGNES
Professeur à la Faculté de Paris.

G. LEPAGE
Professeur agr. à la Faculté de Paris.

Traité d'Obstétrique

8ᵉ édition. 1574 pages avec 587 figures. Relié toile. . **40 fr. net**
Relié en deux volumes. . . . **44 fr.**

COUVELAIRE
Professeur de Clinique obstétricale à la Faculté de Paris.

Chirurgie utérine
obstétricale

1 vol. in-4 de 224 pages avec 44 planches hors texte, cart. **36 fr. net**

Auguste BROCA
Professeur à la Faculté de Médecine de Paris.

Chirurgie de Guerre
et d'après Guerre

1 volume de 480 pages avec 545 figures dans le texte. . **25 fr. net**

(45)